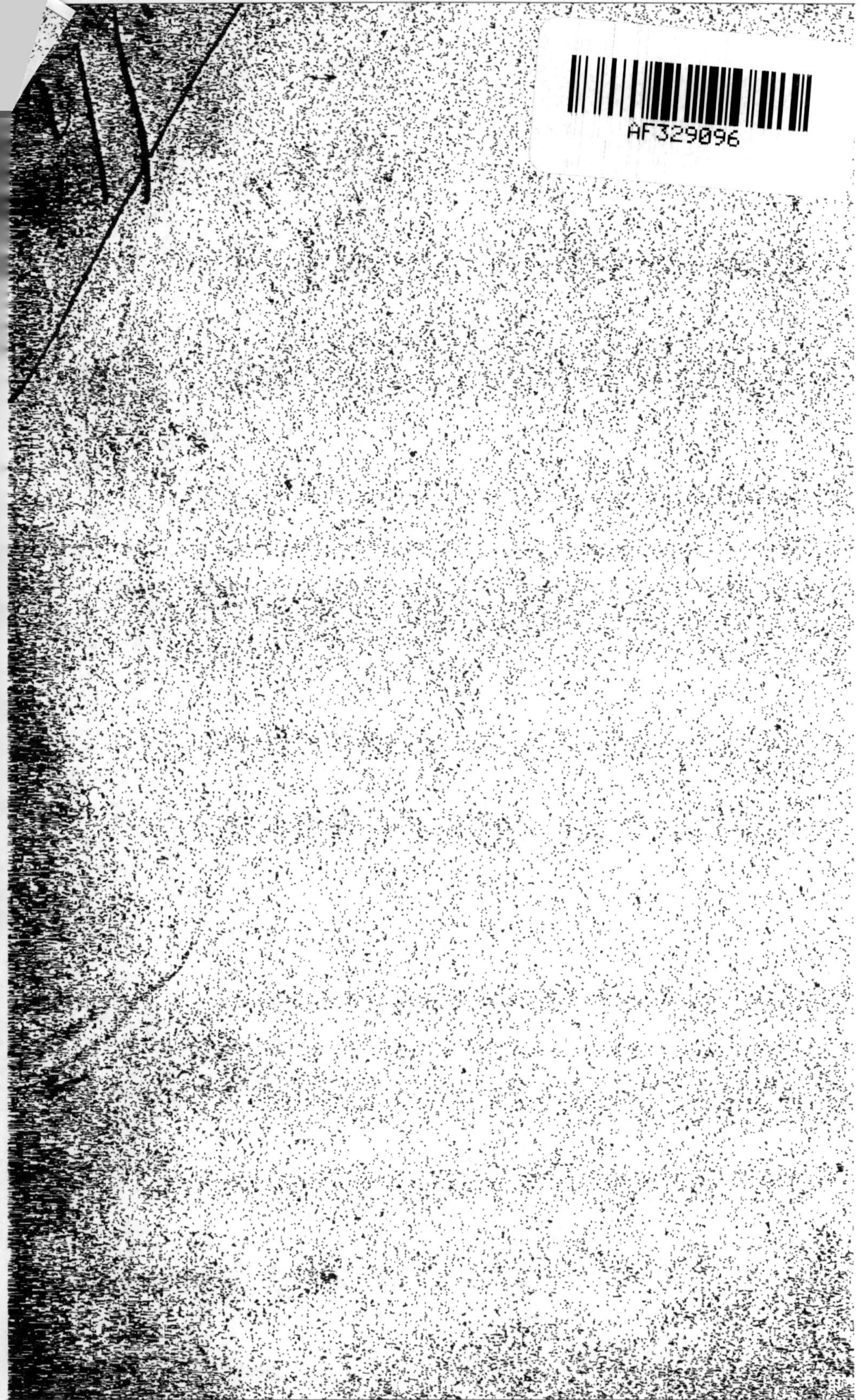
AF329096

LE VÉTÉRINAIRE

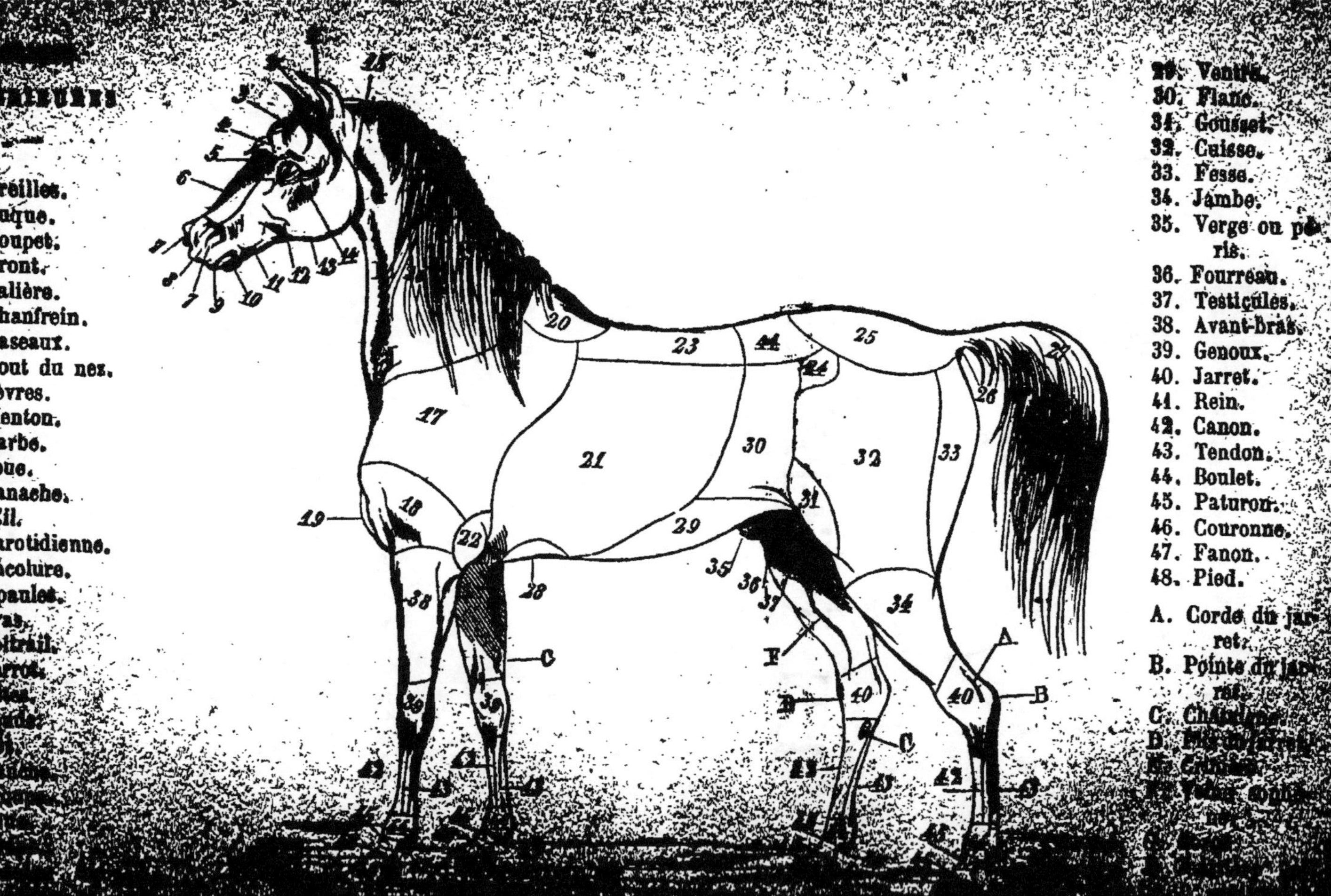
EXTÉRIEUR

1. Oreilles.
2. Nuque.
3. Toupet.
4. Front.
5. Salière.
6. Chanfrein.
7. Naseaux.
8. Bout du nez.
9. Lèvres.
10. Menton.
11. Barbe.
12. Joue.
13. Ganache.
14. Œil.
15. Parotidienne.
16. Encolure.
17. Épaules.
18. Bras.
19. Poitrail.
20. Garrot.
21. Côte.
22. Corde.
23. Dos.
24. Reins.
25. Croupe.

29. Ventre.
30. Flanc.
31. Gousset.
32. Cuisse.
33. Fesse.
34. Jambe.
35. Verge ou pénis.
36. Fourreau.
37. Testicules.
38. Avant-Bras.
39. Genoux.
40. Jarret.
41. Rein.
42. Canon.
43. Tendon.
44. Boulet.
45. Paturon.
46. Couronne.
47. Fanon.
48. Pied.

A. Corde du jarret.
B. Pointe du jarret.
C. Châtaigne.
D. Ergot.
E. Genou.
F. Pli du grasset.

LE VÉTÉRINAIRE

OUVRAGE PRATIQUE

A L'USAGE DES

Cultivateurs, Fermiers, Habitants des Campagnes,

POUR LE TRAITEMENT

DES MALADIES DES BESTIAUX

PAR

JULES CLÉMENT

Membre de la Société Linnéenne de Sens

SOUS LES AUSPICES

DE M. CAVALIER

Docteur en médecine, ancien chirurgien-major,
Chevalier de la Légion d'honneur

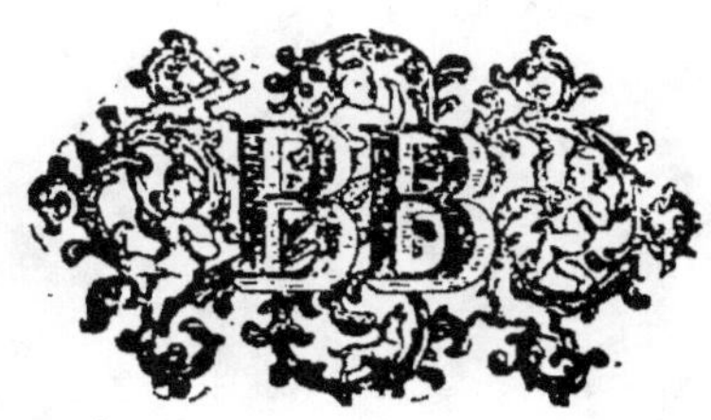

PARIS

BERNARDIN-BÉCHET, LIBRAIRE-ÉDITEUR,

31, QUAI DES GRANDS AUGUSTINS, 31

1870

INTRODUCTION.

La médecine vétérinaire est l'art de guérir les maladies des bestiaux : cet art consiste dans l'application raisonnée de tous les moyens hygiéniques, pharmaceutiques et manuels, que la science éclairée par l'expérience et l'observation, a mis entre les mains de l'homme pour rétablir la santé.

Le corps d'un animal est composé de parties solides et liquides qui, sous l'influence de la vie, se maintiennent dans un juste équilibre ; la santé en est la conséquence. Dès que, par l'intervention d'une cause nuisible, cet équilibre vient à se rompre, la maladie surgit.

On a demandé un petit livre de médecine vétérinaire

à la portée des personnes les plus étrangères à cette science, le voici : nous souhaitons qu'il fasse son chemin et qu'il rende des services, c'est dans cet espoir que nous l'avons écrit.

LE VÉTÉRINAIRE.

CHAPITRE Ier.

ANIMAUX DOMESTIQUES.

On comprend, sous cette dénomination générale, tous les animaux que l'homme a successivement subjugués et qui servent soit à sa nourriture, soit à la culture des terres, soit au transport des denrées, soit à la garde des propriétés.

On comprend dans les animaux domestiques : le cheval et la jument, l'âne et l'ânesse, le mulet et la mule, le bœuf et la vache, le bélier et la brebis, le chien si précieux pour la garde des maisons et des troupeaux, etc.

DU CHEVAL.

Le cheval est sans doute la conquête la plus utile que l'homme ait faite sur les animaux ; on pourrait même dire celle qui fait le plus d'honneur à son industrie. Ce fier animal partage avec lui les fatigues de la guerre et la gloire des combats, voit le péril et l'affronte, se plaît parmi le sang et le carnage : le bruit des armes n'est qu'un nouvel aiguillon qui excite de plus en plus son intrépidité. Après avoir ainsi contribué aux victoires de son maître, le cheval vient jouir avec lui des fruits du repos : à la ville il partage ses plaisirs ; il le traîne avec docilité dans tous les lieux où sa présence est utile, agréable ou nécessaire. Soumis à la main qui le guide, il obéit toujours aux pressions qu'il en reçoit, se précipite, se modère et s'arrête. Il ne semble exister, dit M. de Buffon, que pour obéir à l'homme ; il sait prévenir ses ordres, par la promptitude et la précision de ses mouvements, il s'excède et meurt, afin de mieux obéir.

Destiné aux travaux de l'agriculture, le cheval fait la richesse du cultivateur ; c'est lui qui transporte les denrées de toute espèce, et les fait circuler ; c'est lui qui alimente les villes, les enrichit des productions de nos campagnes, ou des fruits du commerce et de l'industrie.

Les manières douces et les qualités sociales de nos jeunes chevaux ne s'observent, pour l'ordinaire, que lorsqu'ils vivent en troupe : leur force et leur ardeur ne se manifestent le plus souvent que par des signes d'émulation ; ils cherchent à se devancer à la course, à s'animer au péril, et même jusqu'à le désirer, à passer une rivière, sauter une haie ou un fossé. Ceux qui, dans les exercices naturels, donnent l'exemple en marchant les premiers, sont les plus généreux, les meilleurs, et souvent les plus souples et les plus dociles, lorsqu'ils sont domptés ; en un mot, l'attachement de ces animaux les uns pour les autres est si grand, que l'on rapporte qu'un vieux cheval de cavalerie ne pouvant broyer sa paille, ni son avoine, les deux chevaux placés habituellement à côté de lui, les broyaient et les jetaient devant cet animal, qui ne subsistait que par leurs soins pleins de compassion. Cette tendresse ne suppose-t-elle pas une force d'instinct qui étonne la raison ?

DIVISION DU CORPS DU CHEVAL ET DES PARTIES EXTÉRIEURES QUI LE COMPOSENT.

Nous divisons le cheval en trois parties : en *avant-main*, en *corps* proprement dit, et en *arrière-main*

L'avant-main comprend la tête, le col ou l'encolure, le garrot, le poitrail, les épaules et les extrémités antérieures.

Le corps renferme le dos, les reins, les côtes, le ventre, les flancs, les testicules dans le cheval, et les mamelles dans la jument.

L'arrière-main est composée de la croupe, des hanches, des fesses, du grasset, des cuisses, du jarret, des extrémités postérieures, de l'anus ou du fondement, de la queue et de la nature dans la jument.

Chacune de ces parties offre une subdivision particulière.

Dans la première partie, comprise dans l'avant-main, nous distinguons la tête, qui se divise en oreilles, toupet, front, salières, larmiers, sourcils, yeux, paupières, chanfrein, naseaux, bouche, bout du nez, lèvres, menton, barbe et ganache.

Les oreilles sont les deux parties cartilagineuses, qui sont placées près du sommet de la tête, et qui forment un cône large et ouvert.

Le toupet est cette portion de la crinière, passant entre les deux oreilles, et tombant sur le front.

Le front est situé à la partie supérieure et antérieure, qui est au-dessus des salières, du chanfrein et des yeux.

Les larmiers répondent aux tempes de l'homme.

Les salières sont les enfoncements plus ou moins profonds, que l'on remarque au-dessus des sourcils.

Les sourcils sont directement au-dessous des salières, et au-dessus des yeux.

La situation des yeux est assez connue.

Le chanfrein est la partie antérieure, qui s'étend depuis les sourcils jusqu'aux naseaux.

Les naseaux répondent aux ouvertures que, dans l'homme, on appelle narines.

Le bout du nez commence à l'endroit de la terminaison du chanfrein, et finit à la lèvre antérieure, entre les deux naseaux.

Les lèvres sont les parties antérieures de la bouche: l'une est antérieure, et l'autre postérieure.

La barbe se trouve située un peu supérieurement à cette dernière partie, et directement à l'endroit de la symphyse de la mâchoire postérieure.

Enfin, la ganache est formée proprement par l'os de la mâchoire postérieure. Il en résulte, depuis le gosier jusqu'à la barbe, une espèce de canal, que nous nommons l'auge.

Nous distinguons dans la seconde partie, comprise dans l'avant-main, c'est-à-dire, dans l'encolure, deux portions : la supérieure, ou la crinière formée par les crins qui se montrent depuis la nuque jusque au garrot; et l'inférieure, vulgairement appelée le gosier.

Le garrot est cette partie élevée, et plus ou moins tranchante, située au lieu de la sortie de la partie supérieure de l'encolure. Il est formé par les apophyses épineuses des sept ou huit premières vertèbres dorsales.

Le poitrail occupe la face antérieure de l'animal.

Les extrémités antérieures comprennent les épaules formées par un seul os nommé l'omoplate ;

Le bras, qui résulte de l'os connu sous le nom d'humérus;

L'avant-bras, formé par l'os appelé cubitus, placé au-dessous du bras, et se terminant au genou;

Le coude, situé à la partie supérieure et postérieure de l'avant-bras;

La châtaigne, ou cette espèce de corne molle et spongieuse, dénuée de poils, placée au-dessus de chaque genou, à la partie interne de l'extrémité inférieure de l'avant-bras ;

Le genou, formant l'articulation de l'avant-bras et du canon ;

Le tendon, qui en fait la partie postérieure ;

Le fanon ou le toupet de poils, qui se trouve derrière le boulet ;

L'ergot ou la corne, semblable à la châtaigne, mais

dont le volume est plus petit, et qui se trouve couverte par le fanon;

La couronne, ou cette portion qui couronne la partie supérieure du sabot;

Le sabot ou l'ongle, qui forme le pied de l'animal. La partie supérieure en est la couronne ; la partie inférieure, la fourchette et la sole ; la partie antérieure, la pince ; la partie postérieure, le talon ; enfin, les parties latérales, internes et externes, sont distinguées par les noms de quartier de devant et de quartier de dehors;

La fourchette, ou cette corne qui forme dans la cavité du pied une espèce de fourche, en s'avançant vers le talon;

La sole, tapissant toute la partie cave du pied, qui n'est pas occupée par la fourchette.

Dans la subdivision du corps, nous considérons :

Le dos, situé entre le garrot et les reins ;

Les reins, situés directement à l'extrémité du dos, jusqu'à la croupe ;

Les côtes, communément au nombre de dix-huit de chaque côté ;

Le ventre ou l'abdomen, placé à la partie inférieure du corps, au bas et en arrière des côtes ;

Les flancs ou les parties latérales du ventre, bornés supérieurement par les reins, antérieurement par les fausses côtes, postérieurement par les hanches ;

Les testicules, occupant la portion inférieure et postérieure du ventre ;

Les mamelles dans la jument, situées inférieurement, et à la partie le plus reculée du ventre.

Nous remarquons dans l'arrière-main :

La croupe, ou la partie supérieure du train de derrière, qui s'étend depuis le lieu de la terminaison des reins jusqu'à la queue ;

Les fesses, commençant directement à la queue, et descendant de chaque côté jusqu'au pli aperçu à l'opposite du grasset ;

Les hanches, proprement formées par les os des îles, et très-mal à propos confondues avec la cuisse.

Les extrémités postérieures comprennent :

La cuisse, formée par le fémur, articulée supérieurement avec les os des hanches, et inférieurement avec le tibia ;

La jambe, formée par l'os appelé le tibia ;

L'ars ou la veine saphène, passant sur la portion latérale interne de cette partie ;

Le grasset ou cette partie placée directement à l'endroit de la rotule ;

Le jarret, situé entre la jambe et le canon. La partie antérieure en forme de pli ; la postérieure, la tête ou la pointe ; les parties latérales, les faces de dedans et de dehors ;

La châtaigne placée au-dessous de l'articulation du jarret, et de la même consistance que celle des extrémités antérieures.

Le canon, le tendon, le boulet, le fanon, le paturon, la couronne, le sabot, la fourchette et la sole ne diffèrent en rien des parties dont nous avons parlé dans la subdivision des extrémités antérieures. Nous remarquons seulement qu'ici le canon a un peu plus d'épaisseur et de longueur.

1.

ALIMENTS SOLIDES PROPRES AU CHEVAL, LEURS BONNES ET MAUVAISES QUALITÉS, LEURS EFFETS.

Nous comptons, parmi ces aliments, le foin, la paille, l'avoine, le son, l'orge en grain, la luzerne, le sainfoin, le trèfle et l'orge en vert. Nous allons traiter de chacun de ces aliments en particulier.

FOIN.

Le foin est la nourriture la plus universelle du cheval ; il est plus ou moins bon, suivant le terrain qui le produit. La qualité de celui des bas prés est toujours plus inférieure à celle du foin cueilli dans les prés élevés. Celui qui est vasé, qui est semé ou mêlé de joncs, ne vaut rien ; celui qui est très-fin, très-délicat et très-substantiel, a un inconvénient : les chevaux, qui y ont été accoutumés, refusent tous autres foins qui leur sont présentés. On ne doit, au surplus, donner aux chevaux que le foin de la première récolte, le regain ne convenant qu'aux chevaux de vil prix. Le foin nouveau n'est bon, qu'autant qu'il a été renfermé trois ou quatre mois dans les fenils. Quand il n'a pas eu le temps de suer, il suscite, à raison de la fermentation dans l'estomac, de très-violentes maladies. Un foin trop vieux n'a plus de substance, ni de goût ; un foin trop court se dessèche trop promptement.

Les qualités du foin dépendent de celles des plantes qui lui sont associées. La pimprenelle des prés, les pâquerettes, les chiendents, la sarriette, le tussilage, la scabieuse, le trèfle, le sainfoin, la pédiculaire, la grassette, sont autant de plantes bienfaisantes et appétissantes. Un foin ainsi composé et fauché dans sa juste maturité, forme pour le cheval une nourriture très-salutaire. Toutes les espèces de tithymales, et les différentes renoncules, sont autant de plantes qui, confondues avec les bonnes, détériorent totalement ce fourrage et le changent en une nourriture très-nuisible et très-malfaisante. En un mot, le foin que l'on doit choisir, est en général celui dont les parties fibreuses ou vasculaires, à peine altérées dans le conduit des aliments, ne sont ni trop déliées ni trop fortes, dont la couleur n'offre point un noir ou brun, ou trop de blancheur, et dont l'odeur n'a rien de fétide et est agréable.

AVOINE.

L'avoine donne de la force et de la vigueur au cheval. La meilleure est celle qui est noire, pesante, luisante, bien nourrie, et non mélangée de mauvaises graines que certaines plantes y déposent, telles que le coquelicot, le sénevé, la nielle, etc. Celle qui n'est pas parvenue à son degré de maturité est aqueuse, flatueuse, peu nourrissante. On doit encore faire attention qu'elle n'ait pas souffert d'altération dans le champ ou dans le grenier : dans le champ, si, après avoir été moissonnée, et y avoir été étendue, pour lui donner le temps de javeler, au moyen de la pluie ou de la rosée, elle a souffert une pluie trop abondante et de longue durée, de façon qu'elle soit en partie pourrie, et en partie germée ; dans le grenier, si, par la négligence qu'on a eue de la remuer, elle a fermenté et est échauffée. Ses principes alors se développent ; une portion de son sel volatil s'exhale, son huile devient acide, rance, fétide, et elle tombe dans une espèce de putréfaction capable de donner au cheval, s'il la mangeait, les maladies qui résultent d'une nourriture corrompue.

PAILLE.

La paille, et surtout celle de froment, est un bon aliment, lorsqu'elle est blanche, menue, fourrageuse, c'est-à-dire associée à de certaines plantes, telles que la fumeterre, la percepierre, etc. La paille blanche doit être préférée à celle qui est grossière et noire, celle-ci étant plus dure, moins capable de réparer les déperditions animales, et assez souvent ayant une odeur qui répugne au cheval. La paille contenant un corps sucré, il ne faut pas s'étonner qu'on puisse nourrir les chevaux avec cette substance. C'est ce qu'on observe en Espagne, où tous les végétaux en général sont plus sucrés qu'en France, et par conséquent plus nourrissants. Quoiqu'en Provence et en Languedoc, la paille soit très-bonne, elle ne vaut point celle d'Espagne ; et en général, plus on approche du nord, et de tous les pays froids et humides, moins la paille a de corps doux, capables de nourrir. En Allemagne, on a soin de hacher la paille, et d'en faire la principale nourriture des chevaux. Aux heures de la distribution de l'avoine, on la mêle avec ce grain, qui en devient moins échauffant, en ayant toujours la précaution de mouiller légèrement le tout, pour éviter que le cheval n'en perde pas par son souffle la plus grande partie. Pourquoi ne suit-on pas en France, du moins dans les campagnes, où il y a disette de foin, l'exemple des Allemands ? Ne serait-ce pas un moyen de nourrir les chevaux avec plus d'économie ? En faisant hacher une très-légère quantité de foin avec la paille, et en formant, par ce moyen, un mélange admirable pour le bon entretien des chevaux, ces animaux montreraient-ils moins d'ardeur au travail, moins de vigueur, d'haleine et de légèreté ; et seraient-ils aussi sujets à la pousse et aux autres maladies que l'excès du foin leur procure ?

SON.

Le son n'est autre chose que l'écorce du blé écrasé par la meule. Il est d'un usage très-familier dans la médecine vétérinaire, et, dans le régime qu'elle prescrit, il forme un aliment très-rafraîchissant et d'une très-facile digestion. Nous le présentons au cheval sain ou malade, sec ou mouillé, selon les cas. Cette nourriture, seule avec le fourrage, ne suffit point au cheval de labourage. Il est important de s'assurer que cet aliment

ne soit point vieux et d'une odeur fétide et dégoûtante.
Dans ce cas, le cheval le refuse, ainsi que l'eau blanche
qu'on fait avec cet aliment.

ORGE EN GRAIN.

L'orge en grain sert aussi de nourriture : on doit préférer celle qui est pure, compacte, pesante et pleine. Il faut
rejeter celle qui est ridée, spongieuse, légère et petite,
et n'en faire usage que longtemps après la moisson, afin
de donner à l'humeur visqueuse qu'elle contient, le temps
de s'atténuer ou de s'évaporer. Son écorce ou sa farine
est, en quelque sorte, dénuée de la faculté de nourrir;
elle relâche au contraire le cheval.

LUZERNE.

La luzerne sert encore à la nourriture du cheval.
Donnée en vert, seule, sans mélange, sans discrétion,
avant l'épanouissement des boutons à fleurs, couverte de
rosée, ou mouillée par la pluie, elle occasionne ordinairement de fortes indigestions. Nous avons vu des chevaux et des bœufs enfler sur-le-champ; les uns périr
faute de secours, et les autres, par le défaut de connaissance des remèdes convenables. Ce n'est qu'en essayant
d'en donner d'abord en très-petite quantité, et en la
mêlant avec la paille, qu'on parvient à la faire manger

avec quelque succès et sans danger. L'estomac du cheval et celui du bœuf s'y habituent peu à peu.

Lorsqu'elle est présentée à l'animal sous la forme d'un fourrage sec, aussitôt après la fenaison, elle produit des effets sinistres si on manque de la mélanger avec une égale quantité de paille.

Une grande propriété de la luzerne est d'augmenter le lait de la jument, de la vache, et de servir au rétablissement des chevaux de labour, qui, à la suite d'un grand travail, tombent dans un amaigrissement total.

SAINFOIN.

Cette plante n'est pas d'un usage aussi périlleux : c'est un aliment très-nourrissant et échauffant. Soit que les tiges en aient été fauchées avant l'épanouissement des fleurs, soit enfin qu'elles l'aient été entre fleurs et graines, la ration n'en doit pas être cependant trop abondante : elle pourrait susciter, comme on l'a vu plus d'une fois, des coliques avec convulsion, qui se terminent par la gangrène des intestins.

TRÈFLE.

Le trèfle ou triolet des prés est très-propre à engraisser le cheval. On le fait consommer en vert ou sec dans les écuries. S'il est mouillé par la rosée ou par la pluie, ou par les brouillards, il fermente dans l'estomac des

animaux, et donne lieu à des indigestions, et à des tranchées semblables à celles que l'on a à redouter de l'u-
sage de la luzerne. Le cheval en est si friand qu'il le
dévore, et que sa voracité, jointe à la quantité qu'il en
mange, produit de fortes douleurs : aussi ne doit-on lui
en donner qu'avec modération.

Ce trèfle est moins succulent que le grand trèfle, autrement dit trèfle de Hollande. On administre celui-ci
à sec et en vert, de la même manière que le vert d'orge.

ORGE EN VERT.

Le vert d'orge est aussi utile à de jeunes chevaux
qu'il est contraire à des chevaux poussifs, farcineux, morveux, et qui sont vieux.

On donne l'orge en vert pendant un mois ou six semaines, et avant qu'elle ait épié. Quand l'épi est sorti du fourreau, elle provoque la fourbure. Il faut la couper avant
que la rosée soit dissipée ; il est certain qu'elle n'en purge
que mieux le cheval. On la lui distribue continuellement poignée par poignée, en observant de tremper au
même instant chacune de ces poignées dans un seau
d'eau. Quelques jours après l'usage de cette nourriture,
le cheval évacue copieusement par le fondement : insensiblement cette évacuation cesse, et n'a plus lieu ; il
engraisse, le poil devient plus vif, le flux d'urine est
abondant ; ce qui est une preuve certaine du mérite et
de l'efficacité de cet aliment.

A l'égard des herbages ordinaires, dans lesquels les

habitants de la campagne.jettent leurs chevaux de labour ou de bât, ils ne sont nullement convenables à ceux en qui la lymphe est épaisse, dont l'habitude du corps est spongieuse. En général, les herbages rendent les liqueurs tenaces et visqueuses ; ils relâchent les fibres et les affaiblissent. Les chevaux soumis à cette nourriture, engraissent à la vérité, mais ils sont mous et paresseux, et sont disposés à beaucoup de maladies. Les herbages ne conviennent qu'aux chevaux et aux bœufs sujets à des embarras dans les reins, à des ardeurs d'urine, et à certaines tranchées qui suivent ces maladies, parce que l'herbe a, dès les premiers moments de sa croissance, un caractère savonneux, qui la rend très-salutaire. C'est pour cette raison que les bœufs nourris dans l'étable, et que l'on tue dans l'hiver, ont souvent des pierres dans le foie, dans la vésicule du fiel, dans la vessie et dans le canal de l'urètre, tandis qu'il est rare d'en trouver dans ceux qui ont été d'abord jetés dans les prairies.

CONSIDÉRATIONS QU'IL FAUT AVOIR DANS LA DISTRIBUTION DES ALIMENTS.

L'unique but qu'on doive se proposer en nourrissant un cheval, est de le maintenir en chair, et de le rendre capable de satisfaire au travail auquel il est destiné : il ne doit donc être ni trop gras, ni trop maigre. Les chevaux voraces sont toujours maigres, parce qu'ils mâchent peu ; aussi l'estomac et les intestins, dans ces sortes de chevaux, sont toujours farcis de crudités, qui s'annoncent par des borborygmes ou vents, ou par des gonflements, ou par des déjections fréquentes, ou fétides et semées de fourrages, et surtout de grains mal digérés, ou par des maladies plus ou moins funestes.

L'âge, le tempérament, les saisons et la taille sont autant d'objets essentiels à considérer pour la fixation du régime.

1° *L'âge* : on ne nourrira point les poulains comme des chevaux faits, parce qu'on n'exige d'eux aucun travail, qu'ils ne sont point exposés à toutes les rigueurs du temps. Les aliments qui succèdent au lait bien conditionné, dont s'est nourri le poulain, sont des aliments tempérés et substantiels, tels que le bon foin, un peu d'avoine, la farine d'orge. Le cheval formé, et parvenu à son accroissement, doit être différemment nourri qu'un cheval vieux ou avancé en âge, soit par rapport au travail auquel il est assujetti, soit par rapport à la force de son estomac.

2° *Le tempérament :* le cheval sanguin doit être nourri modérément ; le colérique, dont les fibres tenues ont une grande rigidité, et en qui la marche du sang est impétueuse, ne doit point être soumis à une nourriture échauffante ; il faut modérer les effets de l'avoine par un mélange d'aliments tempérés, ne l'abreuver de temps en temps que de l'eau blanche, et n'user jamais de rigueur envers lui, tant il est toujours dangereux de l'irriter. Les aliments qui sont le moins substantiels conviennent au cheval triste et mélancolique.

3° *La taille :* on donne au cheval de selle dix livres

de foin, autant de paille, et deux picotins d'avoine ; au cheval de labour ou de charrette, vingt livres de foin, dix de paille, et trois picotins d'avoine. Trente livres pesant d'un mélange de paille et de luzerne, suffisent à la nourriture du cheval de labour ; encore faut-il que l'avoine lui soit retranchée dans le repos, la ration de ce grain lui devant seulement être accordée lors du travail. Vingt livres de ce mélange nourrissent amplement des chevaux de selle et de bât, de la grande taille.

L'expérience nous apprend que les habitants des campagnes, qui ne craignent pas de faire manger ce fourrage pur, au-dessus de trente livres par jour, à chaque cheval de labourage en repos, exposent cet animal à la gale, aux eaux, au farcin, à la fourbure, et à tous les désordres que peut occasionner la pléthore, et dont la mort la plus prompte est le résultat ; en un mot, si les uns et les autres de ces chevaux jouissent d'un long repos, ou sont tenus à une fatigue plus forte. Dans le premier cas, il convient de diminuer la ration, et de l'augmenter dans le second. Les cultivateurs n'oublieront pas surtout, que la surabondance des aliments les plus convenables est plus pernicieuse que leur mauvaise qualité ; ils proportionneront donc la ration toujours d'après l'observation de l'âge, du tempérament, de la taille, et de la somme de travail auquel ils soumettent leurs chevaux, ou sur la somme des déperditions qu'ils ont.

EAU.

L'eau est la boisson ordinaire du cheval : l'eau de la rivière est bonne et salubre, pourvu qu'on n'y mène pas le cheval dans le temps le plus âpre de l'hiver, et qu'on ait l'attention à son retour, non-seulement d'essuyer l'eau, ainsi que nous devons l'indiquer à l'article du pansement à la main, mais de lui sécher parfaitement les pieds, en les essuyant. Si l'on est obligé, dans l'hiver, d'abreuver le cheval dans l'écurie, il faut avoir grand soin de faire boire l'eau sur-le-champ aussitôt qu'elle est tirée, et avant qu'elle ait acquis un degré de froid considérable. Il est possible de parer et d'obvier à la froideur de l'eau, et à sa trop grande crudité, en y trempant les mains, ou en y jetant du son, ou en y mêlant une certaine quantité d'eau chaude, ou bien en l'agitant avec une poignée de foin.

HEURE CONVENABLE POUR ABREUVER LE CHEVAL.

Le laboureur ne doit jamais, et dans aucune circonstance, faire boire ses chevaux, quand ils sont échauffés par le labourage, ou par un autre exercice pénible. L'heure la plus convenable pour les abreuver est celle de huit ou neuf heures du matin, et de sept ou huit heures du soir. En été, il les abreuvera avec raison trois fois par jour, et alors la seconde sera fixée environ cinq heures après la première. Nous imaginons bien, qu'eu égard aux chevaux qui labourent, et à ceux qui voyagent, un pareil régime ne peut être exactement et constamment suivi : dans ce cas, on ne les fait boire qu'une heure ou deux après le travail, c'est-à-dire à sept heures du soir, et le matin avant de les faire travailler.

INSTRUMENTS NÉCESSAIRES AU PANSEMENT A LA MAIN.

L'étrille, l'époussette, la brosse ronde, la brosse longue, l'éponge et le couteau de chaleur, sont les instruments nécessaires à ce pansement.

L'effet de l'étrille est de détacher la crasse résultant de l'évaporation.

A l'étrille succède l'époussette : c'est ainsi que s'appelle une certaine étendue de serge ou de gros drap, destiné à enlever les corpuscules que l'étrille peut avoir élevés et laissés à la superficie des poils.

La brosse ronde achève d'enlever la crasse et l'ordure que l'époussette n'a pu ôter.

La brosse longue sert à nettoyer les jambes.

Quant à l'éponge et au couteau de chaleur, le premier de ces instruments est destiné à laver les jambes et les crins, et le second à avaler l'eau ou la sueur.

MANIÈRE DE PROCÉDER AU PANSEMENT A LA MAIN.

La première attention du garçon d'écurie ou du laboureur, en entrant le matin dans l'écurie, est d'attacher à un des fuseaux du râtelier, une des doubles longes du licol du cheval qu'il veut étriller; c'est ce qu'on ne pratique jamais dans les campagnes.

Il doit ensuite nettoyer les auges avec un bouchon de paille, et distribuer à l'animal l'avoine ou le son, selon qu'il est ordonné. Aussitôt après que le cheval a mangé ce qu'on lui a donné, il faut remuer la litière avec une fourche de bois, et non de fer, la relever proprement, et mettre de côté la litière qui se trouve pourrie par la fiente et par l'urine.

Toutes ces précautions prises, le garçon d'écurie, armé de l'étrille qu'il tient dans sa main droite, saisit la queue du cheval avec la main gauche; il passe l'étrille sur le milieu et sur le côté de la croupe, à rebrousse-poils, en allant et revenant pendant un certain espace de temps, avec vitesse et avec légèreté, sur toutes les parties de ce côté, qu'il parcourt d'abord ainsi; en remontant jusqu'à l'oreille, en observant, de ne porter jamais l'étrille ni sur le tronçon de la queue, ni sur les parties latérales de l'encolure, ni sur l'épine, ni sur le fourreau, et de la passer légèrement sur les jambes. Le cheval, suffisamment étrillé sur le côté droit, doit l'être sur la partie gauche: il s'agit alors de changer l'étrille de main, et de pratiquer sur cette face du corps du cheval, ce qui a été pratiqué sur l'autre. Cela fait, on prend l'époussette, qu'on tient par un des bouts, pour en frapper légèrement tout le corps de l'animal, et en nettoyer et frotter la tête, les oreilles, l'auge, et toutes les parties sur lesquelles l'étrille n'a pas dû être passée. Après l'époussette, vient la brosse, dont on frotte avec soin la tête en tout sens, en observant de ne pas offenser les yeux, et ensuite tout le côté droit du corps, en passant à poil et à contre-poil. Toutes les parties du corps soigneusement brossées, et la brosse ne se chargeant plus de poussière, il faut passer et repasser sur tout le corps, entre les ars et dans toutes les articulations, un bouchon de paille ou de foin légèrement humecté, à l'effet d'unir exactement le poil. Il s'agit ensuite de laver les jambes, en se munissant de la brosse longue et de l'éponge. Les jambes étant lavées, on peigne et lave les crins, et on les démêle; l'huile d'olive est excellente pour aider à les débrouiller; le savon pour les décrasser. Le pansement sera terminé en lavant les fesses et le fondement, et en étuvant les testicules et le fourreau.

Toutes les fois que le cheval vient de l'eau, il convient de la lui avaler des quatre jambes, et de les nettoyer de la boue dont elles sont chargées, avec l'éponge et la brosse. Cette pratique ne saurait être trop recommandée, surtout dans les villes, dont la boue est toujours épaisse, noire et caustique.

Quant à l'habitude où sont certains garçons d'écurie, de faire passer les chevaux à l'eau, après les avoir fait courir, elle est très-préjudiciable, si on ne prévient les suites funestes de cette habitude, d'une part en exigeant des chevaux une allure très-prompte et très-pressée dans leur retour à l'écurie, et de l'autre, en leur abattant l'eau avec le couteau de chaleur, dont on racle avec force toutes les parties du corps, et en les bouchonnant ensuite.

EXERCICE.

L'exercice borné à un mouvement modéré, aide à l'insensible transpiration ; il subtilise les liqueurs, en entretient la fluidité, augmente la vélocité de la circulation, fortifie les parties solides, tient les cavités des petits vaisseaux ouvertes, éloigne une foule de maladies qui dépendent de l'abondance des humeurs, de leur impureté, de l'engorgement et des obstructions des viscères, rappelle l'appétit qui languit, et remédie aux vices de l'estomac ; et ses effets influent sur toute l'économie des mouvements vitaux. Mais autant il importe au laboureur d'habituer le cheval, et de le soumettre à un travail proportionné à son tempérament, autant il est à craindre de le livrer à des exercices violents et supérieurs à ses forces ; ce qui n'arrive que trop souvent à la campagne.

On voit des laboureurs et des charretiers user de la plus grande violence envers leurs chevaux : non-seulement ils les accablent de fatigue et de coups, mais souvent ils leur refusent la nourriture et le repos nécessaires pour maintenir leur vigueur naturelle. Qu'arrive-t-il de là ? Que les forces motrices se consument, que les organes s'usent et se débilitent, et que l'animal devient incapable de service ; ce qui s'annonce par la maigreur, le retroussement, et souvent l'altération du flanc, le ternissement du poil, le flageollement des jambes, leur courbure en forme d'arc, l'éloignement de tout aplomb, la faiblesse de leurs articulations, la lenteur, la mollesse, et la difficulté de leur action.

SOMMEIL.

Le sommeil est propre à la réparation des forces. Un sommeil inquiet et troublé, tel que celui pendant lequel le cheval, même en santé, rêve, s'agite et hennit, n'est point aussi confortatif, et même le fatigue souvent au lieu de le délasser. Mais celui qui est doux et paisible, lui rend sa vigueur et son agilité ; il dispose, de nouveau, toutes les parties à l'exercice de leurs fonctions, favorise la digestion, la transpiration et la nutrition.

Le cheval, de sa nature, ne dort pas si longtemps que l'homme : quatre heures de sommeil suffisent ordinairement à certains. Il en est plusieurs auxquels il en faut moins ; les uns dorment couchés, et les autres communément debout. Si le sommeil de l'homme a plus de durée que celui du cheval, nous devons remarquer aussi que les instants que l'homme emploie à dormir, sont employés par le cheval à manger, et à se renforcer d'une autre manière. Le moment du réveil est marqué pour tous les deux, par les mêmes actions, par le bâillement et par l'extension des membres, dont la longueur des fibres exige que l'animal y rappelle les esprits, et y accélèrent machinalement le cours du sang, au moyen de différentes contractions répétées.

PROPRETÉ DES ÉCURIES.

Les soins de propreté sont, pour la salubrité des écuries, des conditions essentielles, mais trop souvent négligées dans les campagnes, où l'on a l'habitude, afin de s'assurer de meilleurs engrais, de laisser les fumiers longtemps fermenter sous les chevaux; cette pratique est mauvaise, parce qu'elle est préjudiciable à la santé de ces animaux, et qu'on peut obtenir d'autres bons amendements en faisant fermenter les fumiers dans des trous creusés en terre.

Ainsi, chaque matin, les palefreniers doivent enlever avec leurs fourches et faire sortir de l'écurie toute la litière convertie en fumier par le contact des urines et des excréments; ils relèveront sous l'auge, celle qui placée sous le devant du cheval, n'a pas été mouillée et peut encore servir, puis, avec un balai de bouleau, ils nettoieront à fond sa place. Si les chevaux restent le jour à l'écurie, les palefreniers devront balayer de temps à autre les ruisseaux qui donnent écoulement aux uri nes, et enlever avec une pelle et une vanette, les crottins dont les vapeurs infectent l'air.

Enfin, le soir, lorsque les animaux reviendront du travail, on étendra sous eux la paille fraîche relevée sous l'auge qui doit leur servir de litière pendant la nuit.

CONNAISSANCE DE L'AGE DU CHEVAL.

C'est à l'inspection des dents que l'on reconnaît l'âge du cheval : il est donc nécessaire que nous fassions précéder cette théorie de la description succincte de ces parties.

Dans le cheval on compte quarante dents, savoir : douze *incisives*, destinées à inciser, à couper les aliments ; quatre *crochets* ou *angulaires* qui manquent ordinairement dans les juments ; et enfin vingt-quatre *molaires* qui ont pour usage de broyer, de moudre les substances alimentaires.

Ces dents font leur sortie à des époques diverses. Il en est quelques-unes qui paraissent peu de temps après la naissance, et qui tombent à l'époque où l'animal parvient à l'âge adulte. Elles portent le nom de *dents de lait* ou de *caduques* (incisives et premières molaires). Ces dents, après leur chute, sont remplacées par d'autres dents qui prennent le nom de *dents de remplacement* ; enfin, il en est d'autres dont la sortie est assez tardive et qui, ne tombant jamais, reçoivent le nom de *persistantes* (dernières molaires et crochets).

Les dents incisives sont au nombre de six à chaque mâchoire. Les deux antérieures, celles du milieu, portent le nom de pinces ; celles qui les touchent de chaque côté sont les mitoyennes, enfin les deux dernières portent le nom de coins. Ces dents offrent à considérer : 1° une partie libre, qui fait saillie de sept à huit lignes sur le bord de la gencive ; 2° une partie enchâssée, encore nommée racine, qui est fortement implantée dans les os des mâchoires.

L'extrémité de la partie libre forme la table dentaire. Dans les dents qui ne sont pas encore usées, cette table offre une cavité profonde transversale, espèce de cornet plein d'une substance noirâtre désignée sous le nom de germe de fève. A mesure que la dent s'use, cette cavité diminue d'étendue, s'approche du bord postérieur et finit par disparaître. On dit alors que la dent est rasée.

La racine de la dent est aussi creusée d'une cavité qui se prolonge jusque dans l'intérieur de la partie libre, et qui diminue avec l'âge. L'oblitération de cette cavité commence par la partie libre, et continue du côté de la racine qui s'allonge et prend toujours de l'accroissement. Les productions nouvelles prennent des formes qu'il est important de connaître, car elles servent d'élément à la connaissance de l'âge : si l'on prend une dent incisive d'adulte on voit qu'à sa partie libre elle est aplatie d'avant en arrière, et que la forme de la table dentaire est à peu près celle d'un ovale très-allongé dans le sens transversal. — Si l'on coupe cette dent en travers et de deux lignes en deux lignes, on voit cette forme ovalaire devenir plus parfaite à une première coupe. A une seconde coupe la table dentaire est arrondie ; elle offre une forme triangulaire à une troisième et enfin elle devient aplatie d'un côté à l'autre vers l'extrémité de la racine.

Tous les caractères que nous venons d'énoncer appartiennent aux dents incisives de remplacement. Les incisives caduques sont facilement reconnaissables à leur petitesse et à leur couleur laiteuse ; leur partie libre est séparée de la racine par un étranglement, un collet qui ne se fait jamais remarquer dans les dents de remplacement.

Les crochets au nombre de deux à chaque mâchoire sont situés dans l'intervalle qui sépare les incisives des molaires. Leur partie libre est conique, striée extérieurement et fortement sillonnée sur la face interne. Les juments en sont ordinairement dépourvues ; quelquefois cependant elles portent des crochets rudimentaires.

Quant aux dents molaires, comme elles ne servent pas à la connaissance de l'âge nous pensons qu'il est inutile de les décrire. Les dents sont formées de deux substances ; l'une, extérieure, blanche, polie et très-dure, reçoit le nom d'émail ; l'autre, intérieure, forme la plus grande partie de la dent et est nommée ivoire.

Signes à l'aide desquels on peut reconnaître l'âge des chevaux. L'étude de l'âge des chevaux offre trois périodes distinctes : 1° la sortie et le rasement des dents incisives caduques (on appelle rasement d'une dent l'effacement de la cavité de sa partie libre à la suite de l'usure) ; 2° la sortie et le rasement des incisives de remplacement, 3° les formes diverses que prennent les tables des dents incisives rasées.

2.

C'est ordinairement au printemps, ou, comme on le dit vulgairement à l'époque des herbes, que les poulains viennent au monde ; c'est aussi de cette saison que l'on compte pour les chevaux le commencement de chaque année.

1° *Eruption* ou *sortie des dents caduques.* A la naissance aucune des incisives n'a fait son éruption. Les pinces sortent de six à huit jours ; les mitoyennes de trente à quarante jours ; les coins de six à dix mois.

Lorsqu'une incisive fait son éruption on commence à apercevoir un bord tranchant ; c'est le bord antérieur de la dent. Le bord postérieur n'est apparent que quelques jours après. Quand l'éruption est complète et que les dents inférieures se sont mises en contact avec les supérieures, le bord antérieur le plus saillant commence à s'user : bientôt il est au niveau du postérieur et alors la table dentaire s'use régulièrement. Par suite de cette usure, la cavité ou cornet de la partie libre diminue de profondeur, se rétrécit, et finit enfin par disparaître. C'est alors que l'on dit que la dent est rasée. Dès que l'usure d'une dent a commencé, la table présente deux rubans d'émail : l'un extérieur qui enveloppe la dent, c'est l'émail d'encadrement ; l'autre intérieur, qui circonscrit la cavité, c'est l'émail central. Cette circonstance est importante à noter, car nous verrons plus tard qu'elle nous servira à déjouer les ruses des maquignons qui contremarquent les chevaux pour les faire paraître plus jeunes.

Les pinces inférieures sont toujours rasées à dix mois ; les mitoyennes à un an : les coins de quinze à vingt-quatre mois.

2° *Eruption* et *rasement des remplaçantes*. Les pinces sortent de deux ans et demi à trois ans; les mitoyennes de trois ans et demi à quatre ans, et les coins de quatre ans et demi à cinq ans.

A *cinq ans* un cheval doit avoir toutes ses incisives.

Toutefois, il peut les présenter avant cinq ans, parce que les marchands, intéressés à donner aux jeunes chevaux l'apparence de l'âge fait, arrachent quelquefois les coins et les mitoyennes caduques, dans le but de hâter la sortie des remplaçantes, et de faire paraître les animaux un peu plus âgés qu'ils ne le sont réellement. Aussi doit-on regarder comme n'ayant que quatre ans, un cheval qui, au mois de mai ou de juin, n'a pas de coins bien sortis.

A *six ans*, le rasement des pinces inférieures est complet; celui des mitoyennes a commencé; le bord postérieur des coins est au niveau de l'antérieur.

A *sept ans*, les mitoyennes sont complétement rasées; le bord postérieur des coins est déjà très-usé; on aperçoit une échancrure aux coins supérieurs.

A *huit ans* rasement de toute la mâchoire inférieure. Les dents sont devenues ovales. La cavité est remplacée par le cul-de-sac du cornet dentaire.

Le rasement des dents supérieures est tellement irrégulier qu'il ne peut être d'aucune utilité à la connaissance de l'âge.

3° *Formes successives de la table dentaire*. Nous avons déjà dit que la dent du cheval que l'on avait coupée transversalement à différentes hauteurs, présentait des tables qui affectaient successivement les formes ovale, arrondie, triangulaire et biangulaire ou aplatie. Supposons qu'au lieu d'être coupée, la dent soit naturellement usée par le frottement, ces formes n'en apparaîtront pas moins. C'est en effet ce qui a lieu. Lorsque les dents incisives ont fait leur sortie, elles continuent à croître en longueur, du côté de la racine, pendant une grande partie de la vie. Cet accroissement continuel est accompagné d'une égale sortie des dents au dehors. Il en résulte que les parties usées sont constamment remplacées par d'autres et que telle portion de la dent qui, dans le jeune âge, faisait partie de la racine, vient à son tour former la table à une époque plus ou moins avancée de la vie.

A cet élément de la connaissance de l'âge vient s'en ajouter un autre basé sur les formes diverses que prend successivement le cul-de-sac de la cavité dentaire jusqu'à sa disparition complète. Enfin l'apparition du cul-de-sac de la cavité de la racine peut, comme nous allons le voir, donner quelques indices qui ne sont pas sans utilité.

A *neuf ans*, les pinces inférieures s'arrondissent, l'ovale des mitoyennes et des coins se rétrécit; l'émail central qui encadre le cul-de-sac de la cavité dentaire se rapproche du bord postérieur.

A *dix ans* les mitoyennes s'arrondissent, les coins sont ovales; l'émail central a diminué d'étendue et s'est encore rapproché du bord postérieur.

A *onze ans*, les coins s'arrondissent, l'émail central ne forme qu'un petit point très-étroit, près du bord postérieur.

A *douze ans*, rondeur parfaite de toutes les incisives, disparition complète de l'émail central qui est remplacé par une bande jaunâtre, trace du cul-de sac de la cavité de la racine. Cette bande apparaît au milieu de la surface de frottement.

A *treize ans*, les pinces commencent à devenir triangulaires.

A *quatorze ans*, triangularité complète des pinces, les mitoyennes commencent à le devenir.

A *quinze ans*, triangularité des mitoyennes.

A *seize ans*, triangularité complète de la mâchoire inférieure.

A *dix-sept ans*, les incisives inférieures sont encore triangulaires ; les côtés du triangle sont tous trois de la même longueur.

A *dix-huit ans*, les parties latérales du triangle s'allongent dans les pinces.

A *dix-neuf ans*, les pinces inférieures sont aplaties d'un côté à l'autre.

A *vingt ans*, les mitoyennes ont la même forme.

A *vingt-un ans*, toutes les incisives inférieures sont aplaties d'un côté à l'autre. En d'autres termes, leurs parties latérales sont très-allongées, tandis que leurs bords antérieurs et postérieurs sont fort étroits et presque angulaires.

Passé cette époque il est impossible d'avoir des données précises sur l'âge des chevaux.

Les principes que nous venons de détailler ne sont applicables que dans le cas où l'usure et la pousse des dents ont été régulières. L'excès ou le défaut de longueur des incisives peuvent donner lieu à des erreurs qu'il est facile de rectifier avec un peu d'attention. Nous allons en donner les moyens. Les dents incisives ont à peu près sept lignes de longueur au-dessus de la gencive ; elles usent, terme moyen, d'une ligne à une ligne et demie par année. Si, par suite du mode de nourriture, un cheval use moins que dans les circonstances ordinaires, la pousse de ses dents n'en continuera pas moins, et celles-ci pourront acquérir plus de longueur. Dans ce cas l'inspection pure et simple des tables dentaires pourra faire croire que le cheval est plus jeune qu'il ne l'est réellement, mais on arrivera à l'appréciation exacte de l'âge, en ajoutant par la pensée autant d'années qu'il y a de lignes et demie de trop en longueur. Par exemple, si un cheval marque huit ans, et que ses dents soient longues de dix lignes, il aura en réalité dix ans.

Réciproquement, lorsque les dents sont trop courtes le cheval paraît plus vieux qu'il n'est, et il faut lui retrancher autant d'années que les dents ont de lignes et demie de moins en longueur.

Quand on se sera bien pénétré de tous ces principes on ne sera jamais embarrassé pour reconnaître l'âge des chevaux *bégus* ou *faux bégus*. On donne ce nom aux chevaux chez lesquels la cavité ou le cul-de-sac de l'émail central persiste à une époque à laquelle l'usure régulière aurait dû les faire disparaître.

Les marchands cherchent quelquefois à tromper les acheteurs sur l'âge et sur les apparences de jeunesse, ils les contremarquent ; en d'autres termes ils pratiquent avec un burin une cavité au centre de la dent, et ils y mettent un corps gras et noir, de manière à imiter le germe de fève. Mais il est facile de s'apercevoir de cette fraude, parce que cette cavité factice n'est pas entourée

du ruban d'émail qui environne toujours la cavité dentaire naturelle. Dans ce cas l'inspection de la table des
dents fait reconnaître l'âge réel.

CE QU'IL Y A A OBSERVER DANS LE CHOIX D'UN CHEVAL EN VENTE.

Pour procéder à cet examen on doit toujours considérer le cheval, quand les circonstances le permettent :
dans l'écurie, avant qu'on ne l'ait préparé pour en sortir ;
hors de l'écurie et dans le repos ; en mouvement, en
l'appliquant au service auquel on le destine ; et enfin,
en le soumettant à toutes les épreuves que les examens
préalables peuvent faire regarder comme nécessaires.

Dans l'écurie, il faut considérer son ensemble, son
attitude ; s'il n'a pas de tic, s'il est ou non facile à abor-
der ; s'il se laisse brider et toucher, sans manifester le
dessein de mordre ou de frapper. Au moment où on le
tourne pour le sortir de l'écurie, on fixe les yeux sur les
jarrets pour considérer la manière dont ils se fléchissent ;
arrivé sur le seuil de la porte, on procède à l'examen des
yeux afin de voir si les mouvements de resserrement et
de dilatation de la pupille sont sensibles.

A peine le cheval est-il hors de l'écurie, qu'il faut
d'un coup d'œil embrasser son ensemble et juger de son
aptitude au service auquel on le destine ; après cet examen général on passe aux détails, et on commence par
la tête. On s'assure d'abord de l'âge de l'animal en lui

ouvrant la bouche; on considère les barres, sous le rapport de leur intégrité et de leur conformation; on voit
si le cheval fait magasin ou s'il y a carie de quelque
dent. Après l'examen de la bouche, on passe la main
sous la ganache pour voir s'il n'y a pas engorgement des
ganglions, et s'il n'y a pas lieu de soupçonner la morve.
On procède ensuite à l'examen des naseaux; on considère leur ouverture, l'état de la membrane qui les tapisse
et du mucus qu'elle secrète, l'égalité de colonnes d'air;
puis on serre fortement la gorge du cheval, afin de le
faire tousser et de juger par la nature de la toux, de
l'état de la poitrine; on passe ensuite la main sur le garrot, le dos et les reins, que l'on cherche à faire fléchir;
enfin on prend la queue et on la soulève, afin de juger
du degré de résistance que l'animal y oppose.

Cela fait, on examine les parties latérales du corps,
en commençant par l'encolure, où l'on s'assure de l'existence des jugulaires; puis l'on va successivement jusqu'aux flancs, dont on considère attentivement les mouvements, afin de s'assurer si le cheval est ou n'est pas
poussif; on continue cet examen par celui des membres
dont on étudie d'abord la direction et les aplombs, en
se plaçant successivement en face, sur le côté et en
arrière de l'animal; on examine le développement mus-
culaire de chaque région en particulier; on voit si les
articulations sont larges, si ces parties sont bien confor-
mées, intègres et sèches; enfin, on termine par un examen attentif des quatre pieds.

Après ces différentes opérations on fait marcher, puis
trotter le cheval en ayant soin de le considérer de tous

côtés, d'embrasser d'un coup d'œil l'ensemble des différents bipèdes, d'analyser l'action isolée de chaque membre, de voir si l'animal pose et appuie franchement ses pieds, entame avec une égale facilité par un membre ou par un autre, et peut être aisément accéléré, ralenti, arrêté et calmé.

On termine en appliquant le cheval au service auquel on le destine, le faisant atteler si c'est un cheval de trait, l'examinant dans cet exercice et éprouvant les qualités qui lui seront nécessaires dans ce genre de travail.

Certes en procédant ainsi à l'examen d'un cheval, il serait impossible, avec des connaissances et de l'expérience, de se tromper dans le jugement qu'on en porterait, si l'animal était présenté franchement à l'acheteur, et si le plus souvent des ruses de vendeurs ne venaient pas voiler ses défauts et lui donner l'apparence des qualités qu'il n'a pas.

Ainsi, avant d'exposer un cheval en vente, les marchands de chevaux ont l'habitude de le tenir dans une crainte continuelle, au moyen des coups de fouet dont ils le maltraitent journellement, ou en l'effrayant par des cris en entrant dans l'écurie. Aussi, lorsque l'acheteur s'avance pour l'examiner, on le voit exécuter en place des mouvements très-vifs, que l'on attribue à la vigueur, et qui ne sont dus qu'à cette crainte.

Avant de sortir le cheval de l'écurie pour le faire voir, le garçon lui donne ce que l'on appelle le coup de peigne, et tout en lui arrangeant la queue, il lui introduit dans l'anus un morceau de gingembre, qui ne tarde pas à tourmenter l'animal, à lui faire lever la queue, et à lui donner momentanément un œil vif et l'apparence de la vigueur.

La taille est d'une considération très-importante, car un pouce de plus ou de moins augmente ou diminue beaucoup la valeur commerciale des chevaux. Aussi les marchands de chevaux les présentent-ils dans un lieu de montre qui est disposé de manière à les avantager sous ce rapport; ils ont en outre une adresse particulière pour obliger le cheval à élever le garrot au moment où on le toise.

Le petit nombre d'exemples que nous venons de citer suffit pour faire voir qu'on ne saurait trop se tenir sur ses gardes lorsqu'on achète un cheval.

DU MULET.

Le mulet est engendré d'un âne et d'une jument, quelquefois d'un étalon et d'une ânesse. Cet animal est très-estimé : presque aussi fort que le cheval, il est aussi adroit que l'âne et bronche rarement; aussi l'emploie-t-on avec beaucoup d'avantage dans les pays montueux. Il est en France l'objet d'un grand commerce. Quarante départements environ l'élèvent et l'emploient soit pour le transport des marchandises, soit pour la culture de la terre. Cet animal vit et se maintient vigoureux dans toutes sortes de climats : ceux qui sont nés dans les pays froids sont toujours les meilleurs.

Les maladies auxquelles le mulet est exposé sont à peu près les mêmes que celles du cheval.

DE L'ANE.

Si l'on reproche à cet animal domestique plusieurs vices dans le caractère, il les rachète par la grande utilité dont il est pour les habitants des campagnes; cette bête porte des grands fardeaux et il coûte peu à nourrir, aussi est-il la ressource de ceux qui ne peuvent pas acheter un cheval ou un mulet.

Tous les pâturages sont bons pour l'âne; le chardon, les feuillages des buissons et des saules, les bourgeons de vigne lui suffisent. La paille l'engraisse; il mange le chaume. Le foin est un aliment de choix. Du son, de la farine détrempés dans l'eau sont pour lui un aliment très-nourrissant. L'avoine répare ses forces lorsqu'elles sont épuisées. L'âne qui est élevé dans la plaine a beaucoup de force et de vigueur; cet animal est très-fort jusqu'à l'âge de quatorze ou quinze ans, mais il est rare qu'il arrive au bout de sa carrière qui est de vingt-cinq ou trente ans; on prétend que la vie de l'ânesse est plus longue que celle de l'âne.

Le foin, la luzerne, le son, les herbes fraîches, sont de très-bons aliments pour l'ânesse qui est pleine; dans cet état, on doit éviter de l'envoyer au pré le matin avant que la rosée blanche soit dissipée.

L'âne est sujet aux mêmes maladies que le cheval.

DU BŒUF ET DE LA VACHE.

Le bœuf est, sans contredit, l'animal le plus estimé entre les bêtes à cornes. Il semble méconnaître sa force, pour se plier à la volonté de l'homme. Nous en voyons des troupeaux entiers être dociles à la voix d'une femme ou d'un enfant, suivre, sans s'écarter, le chemin du pâturage, paître, ruminer, s'égayer sous les yeux de leur conducteur, se désaltérer au bord d'un ruisseau limpide qui arrose la prairie, et rentrer à l'étable sans résistance. Cet animal partage encore avec l'homme les travaux pénibles de la campagne; c'est lui qui défriche nos terres, prépare nos moissons, transporte nos grains.

SOINS QUE LA VACHE EXIGE LORSQU'ELLE EST PLEINE. SON ACCOUCHEMENT.

La vache qui est pleine demande beaucoup de soins et de précautions. Il faut la défendre des injures de l'air, telles que la pluie, le froid, les grandes chaleurs; la faire peu travailler, lui laisser prendre haleine dans le travail, l'empêcher de courir, de sauter des haies, des fossés, et ne lui donner aucun coup. Elle risquerait d'avorter. Le gras pâturage lui convient pour nourriture. Le septième mois, c'est-à-dire, deux mois avant l'accouchement, on peut augmenter la nourriture, en y ajoutant des raves, des navets, des courges, du bon foin, de la luzerne et du sainfoin. Les vaches dont le lait tarit un mois ou six semaines avant qu'elles mettent bas, ne sont pas aussi bonnes que celles dont le lait ne tarit pas même dans les derniers jours, parce que le lait annonce et est une preuve que la mère donne au fœtus une nourriture suffisante.

L'accouchement se fait au commencement du dixième mois. La vache exige alors plus d'attention que la jument, parce qu'elle est plus fatiguée et plus épuisée. On doit la séparer des autres vaches, la laisser coucher sur une bonne litière, la garantir du froid, lui donner, un quart d'heure après l'accouchement, de la farine de froment délayée dans de l'eau commune ; ensuite la nourrir pendant huit jours avec du foin de bonne qualité, de la luzerne et du sainfoin et lui donner pendant ce temps pour boisson, de l'eau blanchie avec de la farine d'orge ; après quoi on la remet par degrés à sa vie ordinaire et au pâturage ; ayant surtout le soin de la ramener trois ou quatre fois par jour à l'étable pour donner à téter au veau.

SOINS QU'IL FAUT AVOIR POUR LE VEAU DÈS QU'IL EST NÉ, JUSQU'AU TEMPS DE LA CASTRATION.

Dès le premier moment de sa naissance, cet animal doit être tenu chaudement et commodément, et téter aussi souvent qu'il en est besoin. Ayant atteint cinq à six jours, il faut le séparer de la mère, parce qu'elle serait bientôt épuisée, s'il restait continuellement auprès d'elle. On ne laisse téter que trente à quarante jours, les veaux qu'on veut livrer au boucher; et pour les engraisser promptement, les œufs crus, du lait bouilli avec de la mie de pain, suffisent à merveille; mais ceux, au contraire, qui sont destinés à la charrue, doivent téter au moins trois ou quatre mois; le premier hiver est le temps le plus dangereux de leur vie, et par conséquent celui où ils demandent le plus de soins. On les sèvre par degrés, en commençant à leur donner un peu de foin choisi, ou de la bonne herbe, afin de les accoutumer insensiblement à cette nourriture. Quand ils en mangent, c'est alors le temps de les séparer pour toujours de leur mère et de ne plus leur permettre de téter, quoiqu'ils soient dans la même étable et au même pâturage que la vache. Aussitôt que le froid commence à se faire sentir, ils ne doivent rester au pâturage qu'une heure le matin, autant le soir, être tenus chaudement, ne sortir de l'étable que bien tard, et y entrer de bonne heure. Il ne faut pas surtout oublier de les caresser, de leur manier souvent les cornes, et principalement les pieds, afin de pouvoir les ferrer par la suite; éviter autant qu'il est possible de les irriter, de les contrarier et de leur donner des coups; car il est prouvé que la violence et les mauvais traitements les rendent vicieux et indociles.

ÉTABLES.

Malgré les avertissements des vétérinaires, les étables sont en général mal placées, mal construites; elles sont souvent basses et étroites; elles ont peu de fenêtres, et encore les tient-on presque toujours fermées. La plupart du temps, elles n'offrent même d'autre ouverture que la porte. Les murs sont crevassés, les poutres entièrement vermoulues, comme pour servir d'asile aux souris, aux insectes, et de réceptacle aux matières propres à faire naître l'infection. Les toiles d'araignée y abondent, et trois ou quatre fois par an on en extrait le fumier; une litière fort mince recouvre imparfaitement cette masse infecte dans laquelle s'enfoncent les animaux, et c'est dans la fange qu'ils se couchent, quand il leur est permis de se coucher.

Pour la plupart du temps, les étables servent encore d'asile aux dindons, aux poules, on y loge des boucs, et l'entrée en est obstruée par du fumier, de la fange, des eaux stagnantes. Aussi, quand on y entre, l'infection se manifeste-t-elle par une odeur fétide, par la gêne de la respiration et par une chaleur humide, désagréable, affaiblissante.

Les animaux, autant que l'homme, ont besoin d'un air pur, et les principaux moyens de conserver leur santé, est de donner à chaque animal, la masse d'air nécessaire pour entretenir facilement la respiration, en favoriser le renouvellement, en maintenir la salubrité, et ces règles sont d'autant plus importantes, que, presque toujours, les maladies dont on attribue la cause à la contagion, ne sont que le résultat de leur omission.

Le terrain sur lequel on veut établir les habitations des animaux, doit être plus élevé que les lieux environnants afin que les urines puissent s'écouler en dehors et que les eaux ne soient pas stagnantes aux environs. Les étables doivent avoir au moins sept ou huit pieds de haut, les portes plus ou moins multipliées suivant la longueur des bâtiments; il est bon qu'il y en ait une aux deux extrémités de l'étable, afin d'établir un courant d'air. On percera des fenêtres en nombre suffisant, mais toujours au-dessus de la tête des animaux. Ordinairement on les perce sur deux faces, en ayant soin de les faire correspondre, attendu que ce sont autant de moyens d'établir des courants d'air assez forts pour assainir l'étable.

Outre ces conditions de salubrité, il faut surtout que la propreté soit exactement remplie. La litière doit être renouvelée tous les jours dans les étables, et c'est au moment où les animaux en sont sortis qu'il est préférable de l'enlever, en ayant soin de conserver celle qui n'est pas encore salie. On doit balayer les excréments qui n'ont pas été enlevés avec le fumier. Dans le jour, il n'est besoin que d'une demi-litière, mais il faut la faire complète le soir, et ne pas épargner la paille fraîche. Lorsqu'on laisse séjourner le fumier un temps trop long, il s'en élève alors des vapeurs putrides qui, en agissant sur les poumons, déterminent souvent des maladies graves. Le sol finit par se laisser pénétrer, à une grande profondeur, par les urines; alors il se pourrit, se dé-compose, et de là surgit une mortalité qui moissonne les animaux et qui n'est due qu'au gaz qui s'élève du sol putréfié.

DU MOUTON, DU BÉLIER ET DE LA BREBIS.

Le mouton est le mâle coupé de la brebis. Cet animal domestique, symbole de la douceur et de la timidité, semble n'exister que pour fournir aux premiers besoins de l'homme : la laine, la peau, la chair, les os, tout enfin est devenu le domaine de la nécessité ou de l'industrie. On appelle bélier le mâle de la brebis.

Ces animaux, dont le naturel est si doux, sont aussi d'un tempérament très-faible, surtout la brebis. Ils ne peuvent marcher longtemps, les voyages les affaiblissent et les exténuent; dès qu'ils courent, ils palpitent et sont bientôt essoufflés. La grande chaleur, l'ardeur du soleil, l'humidité, le froid excessif, les mauvaises herbes, etc., sont les sources de leurs maladies.

NOURRITURE DES MOUTONS.

La meilleure de toutes les nourritures est, sans contredit, l'herbe des pâturages broutée sur pied; mais tous les pâturages ne sont pas également bons. Les meilleures herbes sont celles qui ont déjà pris de l'accroissement, qui approchent de la floraison ou qui commencent à fleurir. Les fourrages secs ne sont pas aussi convenables à leur tempérament, ils les échauffent, les nourrissent moins et nuisent à l'accroissement et aux bonnes qualités de la laine.

L'eau des rivières et des ruisseaux qui coule continuellement, est la meilleure pour les moutons. Les eaux croupies, celles des mares, des marais, des fossés, leur sont nuisibles et sont la source de beaucoup de maladies.

Ces animaux boivent peu lorsqu'ils sont en bonne santé; lorsqu'on voit un mouton courir à l'eau avec trop d'avidité, c'est un signe qu'il est malade, ou qu'il le deviendra bientôt.

SOINS QU'IL FAUT AVOIR POUR LA BREBIS APRÈS QU'ELLE A MIS BAS.

Quelques heures après que la brebis a mis bas, il faut lui donner un peu d'eau blanche tiède, du son, de l'orge ou de l'avoine, et la meilleure nourriture que l'on pourra trouver dans la saison; on la laisse avec son agneau pendant quelques jours; tant qu'elle allaite, il faut la bien nourrir.

Pour que la brebis allaite son agneau, et le soigne, on comprime les bouts du pis afin de les déboucher en faisant sortir un peu de lait. Il faut prendre garde si la mère lèche son agneau pour le sécher; lorsqu'elle ne le fait pas, on répand sur l'agneau un peu de sel en poudre, et on l'approche de la mère pour l'engager à le lécher par l'appât du sel. Lorsque la saison est humide ou froide, on peut, s'il est nécessaire, aider la mère à sécher son agneau, en l'essuyant avec du foin ou avec un linge.

On fait venir du lait aux brebis en leur donnant de l'avoine ou de l'orge mêlés avec du son, des raves et des navets, des carottes, des panais ou des salsifis, des pois cuits, des fèves cuites, des choux, etc.; on les mène dans les meilleurs pâturages.

SIGNES DE LA MAUVAISE OU DE LA BONNE SANTÉ DES BÊTES A LAINE.

Les parties du corps dégarnies de laine, le regard triste, la mauvaise haleine, les gencives et les veines pâles, sont autant de signes de la mauvaise santé des bêtes à laine. Les signes au contraire de leur bonne santé se réduisent aux suivants : la tête haute, l'œil vif et bien ouvert; le front et le museau secs, les naseaux humides sans mucosités, l'haleine sans mauvaise odeur, la bouche nette et vermeille, tous les membres agiles.

BERGERIES.

Les bergeries fermées sont le plus mauvais logement

que l'on puisse donner aux moutons. La vapeur qui sort de leur corps et du fumier infecte l'air, et met ces animaux en sueur, ils s'affaiblissent dans ces étables trop chaudes et malsaines; ils y prennent des maladies, la laine y perd sa force, et lorsque les bêtes sortent dehors, l'air les saisit : quand il est froid, il arrête subitement leur sueur, et quelquefois il peut leur donner de grandes maladies ; il faut donc donner beaucoup d'air aux moutons; ils sont mieux logés dans des bergeries ouvertes, sous des appentis ou des hangars. Une bergerie ouverte, à plusieurs fenêtres fermées par des grillages, vaut mieux qu'une bergerie fermée, parce qu'une partie de l'air infecté par la vapeur du corps des moutons et du fumier sort par ces fenêtres et est remplacée par l'air sain du dehors qui entre par les mêmes fenêtres. Mais ce changement d'air ne se fait qu'à la hauteur des fenêtres; l'air qui reste dans la partie basse autour des moutons est toujours malsain. Les appentis et les hangars sont donc préférables, l'air sain pouvant y entrer de tous côtés.

DU CHIEN.

Le chien est l'animal le plus fidèle et le plus intelligent serviteur de l'homme. Il n'est personne qui n'ait un souvenir agréable de cet animal, celui d'un gai compagnon de son enfance, d'un gardien sûr et vigilant à la maison, d'un aide indispensable à la chasse, d'un intrépide défenseur dans le danger, d'un sauveur quelquefois, mais toujours d'un ami désintéressé, aussi dévoué que fidèle, prêt à partager dans tous les instants et avec le même empressement, les misères ou les joies de son maître. Le chien n'a qu'une pensée, qu'un besoin, qu'une passion, c'est l'affection. Pour témoigner son attachement à celui qui l'a élevé et dont il a reçu les premières caresses, il est capable du dévouement le plus sublime : les dangers, la fatigue, la faim, les intempéries de l'air, les privations de tous genres, ne sont rien s'il les supporte avec lui et pour lui. Par ses caresses, il console le malheureux qui, sans son chien, n'aurait pas un ami sur la terre. Pour défendre son maître, le chien ne connaît ni crainte ni danger, et fût-il sûr de périr dans la lutte, il s'avance avec intrépidité, attaque avec fureur et ne cesse de combattre de toutes ses forces, de tout son courage qu'en cessant de vivre ; il oublie l'instinct de sa propre conservation, pour penser à la conservation de celui qu'il aime ; en un mot, il ne vit que de la vie de son maître, et si la cruelle mort vient le lui arracher, il se traîne sur son tombeau, s'y couche et y meurt de tristesse et de douleur. Aussi généreux qu'aimant, il supporte avec patience l'ingratitude et les mauvais traitements dont trop souvent on paie ses services et son affection. Si on le gronde, il s'humilie ; si on le frappe, il se plaint, il gémit ; mais jamais il ne cherche à repousser la force par la force, et, s'il se sent blessé mortellement, en mourant son dernier regard est encore un regard de pardon et de tendresse.

Le chien est plus que tous les autres animaux, sujet à la *rage*, à la *gale*, et aux maladies *vermineuses*. Une partie de ces animaux est enlevée par une maladie particulière à laquelle ils sont sujets et que l'on désigne sous le nom de *maladie des chiens* (*Voyez* ces mots.)

CHAPITRE II.

MALADIES.

La maladie est le trouble accidentel plus ou moins profond qui se manifeste dans l'état des organes ou dans l'exercice de leurs fonctions. On appelle *maladies aiguës*, les maladies graves dont l'invasion est brusque, la marche rapide, et qui, en peu de temps, aboutissent à la guérison ou à la mort. On appelle *maladies chroniques* celles dont la durée est longue et dont les symptômes se développent et se succèdent avec lenteur.

Symptômes des maladies. On appelle symptôme, tout changement perceptible aux sens qui survient dans quelques organes ou dans quelques fonctions et qui, joint à d'autres, constitue une maladie plus ou moins grave. On nomme symptômes *communs* ceux qui se rencontrent dans la plupart des maladies, comme la fièvre, la soif, la privation du sommeil.

Causes des maladies. On appelle *cause* tout ce qui produit ou concourt à produire une maladie. Les causes des maladies existent partout ; les choses les plus nécessaires à l'existence, comme l'air que l'on respire, les aliments, les boissons deviennent quelquefois les agents des maux qui frappent les êtres vivants. Ainsi l'impression d'un air froid, d'un courant d'air, l'exposition à la pluie, une boisson trop froide, un travail forcé, sont des causes *occasionnelles* qui provoquent l'apparition des maladies, sans en déterminer la nature, ni le siége.

Diagnostic des maladies. Le diagnostic a pour objet la distinction des maladies. Distinguer une maladie c'est la reconnaître toutes les fois qu'elle existe, quelle que soit son obscurité.

Convalescence. On appelle convalescence le temps qui s'écoule depuis la terminaison de la maladie, jusqu'à l'entier rétablissement des forces. La convalescence est généralement moins longue chez les animaux que chez l'homme ; elle est de plus longue durée chez les femelles que chez les mâles, chez les animaux âgés que chez ceux qui sont dans la force de l'âge ; dans l'automne et dans l'hiver, que pendant les autres saisons. Pendant que les animaux sont en convalescence, il faut leur donner des aliments de facile digestion et peu substantiels d'abord, en ayant soin d'être réservé sur la quantité, surtout dans les commencements ; on doit les soumettre à un exercice ou à un travail très-léger et très-modéré, plutôt dans le but de faire revenir les forces, que de tirer profit de ce travail.

Thérapeutique. La thérapeutique a pour objet le traitement des maladies. Traiter une maladie c'est éloigner toutes les circonstances propres à l'aggraver et user des moyens qui peuvent influer favorablement sur sa marche et sur sa durée. La plupart des maladies sont susceptibles de guérir sans traitement actif, par la seule action de la nature ; aucune ne peut guérir par les seuls secours de l'art. Les médicaments les plus actifs sont sans effet, dès que la nature ne répond pas à leur action.

Les moyens thérapeutiques comprennent tout ce qui peut être employé pour rétablir la santé des animaux malades. L'air, l'habitation, le régime, l'exercice, etc, sont des moyens thérapeutiques, aussi bien que les remèdes proprement dits.

Nous allons traiter, par ordre alphabétique, des différentes maladies auxquelles les bestiaux sont assujettis.

ABATTEMENT.

Diminution considérable et subite des forces. L'abattement est plus souvent une indisposition ou un symptôme d'une maladie, qu'une maladie réelle. On l'observe fréquemment chez les chevaux qui se fatiguent beaucoup.

L'animal *abattu* a, comme on le dit vulgairement, la tête dans l'auge et les yeux tristes ; il se tient à la même place et s'en dérange avec peine : ses jambes sont raides, la peau est dure et sèche ; il se tient longtemps couché ; ses urines sont fréquentes et peu abondantes, ses excréments secs et mal digérés ; il est indifférent aux excitations de la voix et de la main.

Dans tous ces cas, qui annoncent le dérangement des

fonctions, si l'animal est excité au travail par une nourriture plus abondante, plus échauffante, par des breuvages excitants; si enfin on l'accable de mauvais traitements, la digestion ne se fait plus, l'animal dépérit et souvent il survient des maladies inflammatoires qu'il est presque toujours impossible de guérir.

Le repos, une bonne litière, une nourriture légère, comme l'eau blanchie avec la farine de froment, la paille avec un peu de foin et d'avoine de bonne qualité, le bouchonnement surtout qui rétablit la transpiration toujours dérangée ou suspendue dans le cas de l'abattement, sont les principaux moyens à employer en pareille circonstance. Quelques lavements d'eau pure tiède, dans laquelle on aura mis une poignée de sel de cuisine, seront très-utiles.

ABCÈS.

On donne le nom d'*abcès* ou *dépôt* à tous les amas de pus formés à la surface du corps sous la peau, ou au milieu des parties charnues.

Les abcès, quels que soient leur caractère et leur siége, sont toujours le résultat d'une inflammation.

Traitement. Si l'abcès est considérable, l'inflammation l'est également, et la fièvre survient ; dans ce cas l'eau blanche ou l'eau acidulée par le vinaigre ou l'eau nitrée calmeront l'irritation; alors l'abcès acquerra peu d'étendue et le pus sera louable. Ce cas exige la saignée, si la fièvre et l'inflammation sont très-fortes. Voilà pour le traitement intérieur. On se sert à l'extérieur de cataplasmes faits avec la farine de lin ou la mie de pain bouillie, que l'on humectera souvent avec une décoction tiède de mauve, de guimauve ou de graine de lin; on emploie aussi les cataplasmes faits avec les lis blancs cuits, la verveine, la pariétaire. Si la suppuration est lente à se former, si l'inflammation traîne, languit, on doit alors rendre les cataplasmes plus actifs, plus pourrissants afin que l'abcès aboutisse : le levain de pâte et surtout celui de pâte de seigle, la graine de moutarde réduite en poudre et incorporée avec la fiente de pigeon ou de vache, produiront de bons effets. On peut encore employer la gomme ammoniaque, le basilicum mis en solution dans le vin, et unis aux oignons cuits sous la cendre.

Lorsque la fructuation est devenue bien manifeste, il faut ouvrir l'abcès pour faire sortir le pus; cette ouverture se pratique ordinairement avec un bistouri dont on plonge la pointe dans la tumeur, de telle façon que le tranchant de cet instrument regarde les parties que l'on veut inciser.

ANGINE. — ESQUINANCIE. — MAL DE GORGE.

Ces différents noms désignent l'inflammation, soit générale, soit spéciale, de la membrane qui tapisse l'arrière-bouche.

Symptômes. Les signes qui caractérisent cette maladie sont la rougeur et la douleur des parties enflammées, l'action d'avaler extrêmement difficile, surtout lorsqu'il s'agit des liquides.

Causes. Les causes sont l'impression d'un air froid qui frappe les animaux en sortant d'un lieu chaud, ou en revenant en sueur du travail.

Traitement. On mettra l'animal à la diète; on lui donnera fréquemment des boissons d'eau d'orge miellée et on secondera ces moyens par des injections dans la gorge de décoctions émollientes, à l'aide d'une seringue à longue canule. Ces gargarismes pourront être composés en faisant dissoudre deux livres de miel dans quatre bouteilles d'eau, en y ajoutant un demi-litre de bon vinaigre. On placera une peau de mouton, la laine en dedans, autour de la gorge de l'animal. On lui fera respirer fréquemment des vapeurs que l'on dégagera de l'eau bouillante et que l'on dirigera dans les naseaux en enveloppant le vase et la tête de l'animal avec un sac ou une grande toile. Si l'angine est accompagnée de fièvre, il faudra la calmer par des saignées, suivant les cas.

ANKYLOSE.

Maladie dans laquelle les mouvements des os qui composent une articulation, sont entièrement empêchés ou extrêmement gênés.

Causes. Ce mal paraît provenir d'une inflammation

des abouts articulaires ou d'une blessure des articulations ; il vient aussi à la suite de l'entorse, des luxations et des foulures non réduites.

Traitement. L'ankylose confirmée est incurable. Quand elle n'est que commençante, on peut espérer de la guérir par l'emploi des résolutifs les plus énergiques, tels que l'onguent mercuriel double, soit seul, soit mélangé avec l'onguent de laurier.

ANUS (MALADIE DE L').

On voit quelquefois des chevaux dont l'anus est considérablement dilaté, soit par l'effet d'une purgation violente, d'un long dévoiement ou par toute autre cause capable de relâcher les muscles de cette partie.

Traitement. Il consiste à fomenter l'anus avec la préparation émolliente qui suit : feuilles de mauve, guimauve, bouillon blanc, laitue, pariétaire ; on fait bouillir le tout par parties égales dans une suffisante quantité d'eau ; on passe en exprimant légèrement. On remplace ensuite cette préparation par des décoctions dans du vin rouge, de sauge, thym, romarin.

APHTHES ou CHANCRES.

Ce sont de petits ulcères superficiels, blanchâtres, qui se montrent dans l'intérieur de la bouche des animaux.

Les aphthes débutent par de petites élévations rougeâtres, dont le sommet devient blanchâtre et paraît se transformer en une vésicule qui s'ouvre bientôt et donne issue à de la sérosité.

Causes. Chez les jeunes animaux qui ne sont pas sevrés, les aphthes peuvent dépendre de la malpropreté des mamelles; les affections aphtheuses sont dues à une inflammation intestinale, à l'usage des eaux bourbeuses.

Traitement. Au début de la maladie, on emploiera des gargarismes adoucissants faits avec des décoctions d'orge ou de graine de lin adoucies avec du miel; on pourra y ajouter une petite quantité de vinaigre. On administrera ces gargarismes au moyen d'une éponge adaptée à l'extrémité d'un petit bâton en bois. Lorsque l'inflammation est calmée, et que les petits ulcères conservent un fond grisâtre, une cautérisation avec l'acide hydrochlorique fumant pourra beaucoup hâter la guérison. Les bergers emploient la cautérisation dès le début dans le traitement des aphthes des bêtes à laine, et ils s'en trouvent bien. Ils la pratiquent avec une liqueur composée de vinaigre dans lequel ils ont mis de l'ail pilé, du poivre, du sel et quelquefois un peu de vitriol bleu.

Quand les aphthes dépendent d'une inflammation de l'intestin, leur traitement est subordonné à celui de la maladie principale; ils disparaissent ordinairement avec elle.

APOPLEXIE.

Cette maladie assez rare chez les animaux, est caractérisée par la perte de la sensibilité des mouvements volontaires; elle est due à un épanchement de sang dans le cerveau. Les chevaux que l'on emploie aux travaux agricoles pendant les fortes chaleurs de l'été, sont assez exposés à cette affection qui attaque de préférence les jeunes chevaux, surtout ceux qui sont vigoureux, ardents, et d'un tempérament sanguin.

Symptômes. L'apoplexie se manifeste, le plus souvent, d'une manière subite; elle frappe l'animal comme d'un coup de foudre, il tombe, sa respiration est courte, lente, ses naseaux sont très-ouverts.

Causes. Coups sur la tête, exposition longtemps prolongée au soleil; habitation dans les logements trop chauds; omission de saignées annuelles lorsque les animaux y sont habitués.

Traitement. Il faut d'abord placer l'animal malade dans un lieu frais; lui faire sur la tête d'abondantes lotions d'eau froide ou des douches d'eau légèrement vinaigrées: lui faire respirer des vapeurs de vinaigre et lui frictionner fortement les extrémités avec de l'essence de térébenthine. Lorsqu'on a obtenu du mieux, il faut avoir recours aux saignées, et surtout à celles du plat de la cuisse.

ARAIGNÉE.

On appelle ainsi vulgairement l'engorgement des mamelles des brebis nourrices.

Symptômes. Les mamelles s'étendent et deviennent douloureuses. Mais le gonflement et la douleur disparaissent après quelques jours de régime et de soins convenables.

Causes. Cet engorgement est toujours le résultat d'une inflammation plus ou moins intense; il peut être déterminé par la malpropreté, la température trop élevée des bergeries, les coups de tête que les agneaux donnent aux mamelles en tétant, la trop grande abondance de lait qui, par son long séjour, finit par devenir une cause d'irritation.

Traitement. Cette maladie doit être combattue dans le principe avec de fréquentes lotions de décoctions de mauve ou de guimauve qu'on continue tant qu'il y aura de l'inflammation. On peut aider leur action par les onctions de saindoux. Le plus souvent ces soins suffisent pour faire disparaître le gonflement, surtout quand on a eu la précaution de vider fréquemment les mamelles du lait qu'elles contiennent. S'il reste de la dureté lorsque la douleur a été calmée, il faut cesser l'emploi des émollients et recourir aux résolutifs. Un mélange à parties égales de saindoux et de térébenthine a souvent réussi dans ce cas.

Si malgré ces différents soins il se développe du pus dans les parties malades, il faut se hâter de lui donner issue aussitôt que la fructuation est devenue manifeste, et se comporter ensuite comme il est dit au mot *abcès*.

Si, enfin, la maladie marche rapidement et présente une tendance à se terminer par la gangrène, il faut bien se garder d'insister sur les émollients qui ne pourraient qu'accroître cette funeste disposition ; il faut, au contraire, mettre en usage tout ce qui peut augmenter les forces générales et locales. Ainsi, on administre à l'intérieur des substances toniques, telles que des breuvages composés d'eau vineuse miellée, d'acétate d'ammoniaque délayé dans l'eau tiède, de décoctions de gentiane et de petite centaurée, et même de quinquina, si on ne le trouve pas trop cher. Pour l'extérieur, on bassine les parties avec des infusions vineuses de plantes aromatiques. Si la gangrène s'établit superficiellement, il faut tenter l'amputation des parties mortifiées, et panser ensuite les surfaces vivantes comme une plaie simple. Mais lorsque la gangrène s'est étendue vers l'aine, l'opération serait inefficace et l'animal est irrévocablement perdu.

ATTEINTE.

On donne ce nom à diverses meurtrissures que le cheval se fait au bas d'une jambe, avec le fer d'un autre pied, ou qu'il reçoit d'un autre cheval marchant derrière lui ou à côté. Ces meurtrissures se nomment atteintes au-dessous du boulet, et nerferrure au-dessus. L'atteinte est légère quand la contusion a été imprimée sur le sabot, et compliquée quand les muscles et autres parties se trouvent divisés.

Causes. Les atteintes sont souvent le résultat d'une mauvaise ferrure, d'une ferrure trop longue.

Traitement. Le traitement varie selon la gravité de la plaie : si l'atteinte est simple, on aura recours aux cataplasmes faits avec de l'argile, de l'orge, avec du vinaigre, ou aux bains de pieds dans l'eau contenant une dissolution de couperose verte. Si la plaie date de plus de vingt-quatre heures, il faut avoir recours, dès le début, aux cataplasmes adoucissants faits avec du son ou de la mauve. L'atteinte compliquée demande à être traitée selon la nature de la plaie. (*Voyez* plaie.)

ASPHYXIE.

On donne ce nom à la suspension des phénomènes de la respiration pouvant entraîner celle de toutes les fonctions, et par suite la mort.

Symptômes. Les membranes muqueuses deviennent livides et gonflées, les yeux sont saillants, l'intérieur de la bouche est bleuâtre, les veines du cou sont pleines de sang et très-apparentes au dehors, tout le corps est agité, les excrétions ont lieu involontairement ; bientôt tout mouvement disparaît et les signes de mort surviennent.

Causes. Les causes qui produisent l'asphyxie peuvent se ranger en deux séries : 1° le défaut d'air ; 2° l'aspiration de gaz délétères. Le défaut d'air peut être occasionné par l'occlusion du nez, la strangulation, par une angine grave, un rhume de cerveau aigu, la submersion dans l'eau, un collet trop serré, un breuvage administré avec imprudence.

Traitement. Il faut avant tout éloigner la cause des accidents et retirer l'animal de l'endroit où l'asphyxie a eu lieu, le mettre dans un endroit bien aéré, faire ensuite des frictions très-rudes sur les membres avec le vinaigre, l'essence de térébenthine et le liniment ammoniacal ; diriger des vapeurs de tabac dans les naseaux, administrer des lavements âcres et purgatifs ainsi composés : feuilles de tabac 3 onces, émétique 2 gros, eau 2 pintes ; on fait bouillir le tabac dans l'eau, on tire à clair, on ajoute l'émétique et on donne en deux fois.

AVANT-CŒUR ou ANTI-CŒUR.

On appelle ainsi une tumeur qui s'établit au poitrail des chevaux et des bœufs. Elle survient surtout chez ceux de ces chevaux qui sont employés au trait. Cette tumeur acquiert souvent un volume énorme.

Symptômes. Tristesse, battements de cœur, défaillance, fièvre.

Traitement. Quand la tumeur est récente, l'application de quelques cataplasmes d'herbes émollientes (mauve, guimauve, etc.), ou les frictions avec l'eau-de-vie et le savon suffisent ordinairement. On se sert aussi de la préparation suivante : Prenez de l'eau de rivière ou de fontaine ; faites-y fondre du sel de cuisine ou du sel ammoniac ; ajoutez-y 125 grammes d'eau-de-vie camphrée ; agitez ce mélange chaque fois que vous voudrez vous en servir. Si ces moyens ne suffisent pas et que la tumeur persiste, il faut s'attendre à la suppuration et même chercher à la hâter en appliquant sur la tumeur de l'onguent basilicum et même de l'onguent vésicatoire ; aussitôt que l'abcès se prononce, on l'ouvre avec l'instrument tranchant.

AVIVES.

On appelle ainsi une inflammation prompte et subite des glandes *parotides*. Ces glandes sont situées au-dessous de la base de l'oreille, en descendant vers le coin de la ganache.

Symptômes. L'animal fait bientôt connaître qu'il en est incommodé par les violentes douleurs qu'il ressent tant dans cette partie que dans le ventre.

Causes. Cette maladie survient quelquefois spontanément, surtout chez les jeunes chevaux, à la suite de l'impression du froid ; elle est souvent la suite d'une gourme mal guérie, d'un coup.

Traitement. La diète, l'eau blanche, les cataplasmes de mauve, de guimauve, de feuilles de bouillon blanc, de pariétaire, les lavements émollients, faits avec la décoction de ces mêmes plantes, sont les premiers moyens à employer. Si la tumeur est considérable et fort douloureuse, on opérera plusieurs saignées générales, et on appliquera des sangsues sur la tumeur, et leurs piqûres seront ensuite recouvertes de cataplasmes émollients.

L'animal sera soumis à une abstinence presque complète d'aliments, à un repos absolu, et l'on attachera une grande importance à le préserver du froid et de l'humidité. La gorge sera complétement entourée d'une peau de mouton, la laine en dedans. Le ventre sera tenu libre à l'aide de lavements simples.

AVORTEMENT.

Accouchement prématuré. Il arrive avant le onzième mois dans la jument, avant le neuvième dans la vache, et avant le sixième chez la brebis.

Les exercices violents, les chutes, les sauts, les coups sous le ventre, la mauvaise nourriture, la peur et l'effroi l'occasionnent.

La jument et la vache avortent ordinairement sans danger. Quand la sortie du fœtus est difficile, il faut saigner l'animal, s'il y a abondance de sang ; lui extraire les matières contenues dans l'intestin rectum, et lui donner quelques lavements émollients dans la vue d'opérer le relâchement de l'orifice de la matrice. On peut aussi frictionner les reins et le ventre avec de l'eau-de-vie chaude. Lorsque la bête a mis bas, il est à propos de lui donner un peu de vin, du son humecté, du foin bien choisi et beaucoup d'eau blanche. La brebis avorte plus souvent; elle demande d'être nourrie de la même manière, et de rester tranquille dans la bergerie pendant quatre ou cinq jours, et à l'abri de tout courant d'air; après quoi on la remet à la nourriture ordinaire.

BARRES (BLESSURE DES).

On désigne sous le nom de *barres* la partie de la mâchoire comprise entre les grosses dents et les crochets du cheval, et entre les grosses dents et les incisives de la jument. Cette partie peut être irritée par un mors mal fait, ou par la mauvaise manière dont le cavalier use de la bride. Cette irritation, lorsqu'on la néglige et qu'on n'en fait pas disparaître la cause, peut amener l'ulcération de la portion de gencive qui recouvre l'os; elle peut même finir par mettre celui-ci à nu et par le faire carier. Un peu de repos, ou bien un travail sans bride, suffit pour faire disparaître l'irritation, quand elle est récente; mais si l'os est attaqué la cure est plus difficile; il faut alors ruginer pour enlever la carie, nourrir l'animal avec des aliments faciles à mâcher, et bassiner la plaie le plus souvent qu'on le peut, avec du vin miellé; on s'abstient ensuite de mettre la bride jusqu'à ce qu'il se soit formé une cicatrice assez dure pour résister au mal.

BLEIME.

On connaît, sous cette dénomination, une inflammation causée par un sang extravasé de la sole des talons. Elle a pour principes les coups, les blessures et les fortes contusions.

On distingue dans le cheval trois sortes de bleimes : 1° la bleime sèche, qui est le résultat de la sécheresse du pied. Elle attaque communément les pieds cerclés, plutôt le quartier du dedans que celui du dehors, et fait beaucoup boîter l'animal ; 2° la bleime encornée, dans laquelle la matière abonde : échappée des tuyaux qui la contenaient, elle se pervertit bientôt, et, ne trouvant plus d'issue elle-même, pénètre sous le quartier, et cause de vrais ravages ; 3° la bleime foulée, qui est la suite d'une contusion, et à laquelle les pieds plats combles sont conséquemment très-sujets.

La bleime de la première espèce demande des cataplasmes émollients. Quelques praticiens percent la sole jusqu'à ce qu'il apparaisse quelques gouttelettes de sang, et appliquent sur le pied malade un cataplasme composé de terre glaise et de suie de cheminée délayées avec du vinaigre. Quelques jours de traitement suffisent pour faire disparaître la douleur de la boiterie. Dans la bleime de la seconde espèce, il faut ouvrir la sole avec une renette ou la cornière du boutoir, pour faire évacuer la matière, puis introduire par l'ouverture de petits plumasseaux imbibés d'essence de térébenthine, et comprimer légèrement les plumasseaux avec un bandage. Dans la bleime de la troisième espèce, on applique des plumasseaux imbibés d'eau-de-vie camphrée.

Les bœufs et les moutons sont aussi sujets à la bleime. Elle a son siége entre les ongles de ces animaux. On y remédie facilement par des lotions d'eau-de-vie et de vinaigre par parties égales.

BRULURE.

Les animaux peuvent être atteints de brûlures dans leurs habitations, soit par l'incendie, soit par l'eau ou l'huile bouillante, ou les métaux fondus.

Quand la brûlure est superficielle, légère et surtout récente, on tente d'obtenir l'avortement de l'inflammation en appliquant, sur la partie brûlée, des corps froids, comme la glace, la neige ; il y a des remèdes particuliers que l'on emploie souvent avec succès contre les brûlures légères ; parmi eux on cite les pommes de terre râpées et mêlées avec de l'huile d'olive, le coton sec, etc. Si, malgré ces moyens, l'inflammation se développe, il faut avoir recours aux cataplasmes émollients faits avec la graine de lin ou la mie de pain : il est bon de les arroser avec un peu d'extrait de saturne. S'il se forme des ampoules, il faut les crever sans mettre à nu la plaie qui serait vive et découverte, et panser avec le cérat ordinaire ou le cérat saturné. Si toute l'épaisseur de la peau est détruite, la plaie doit nécessairement suppurer ; il faut donc se contenter de calmer l'inflammation et la douleur par l'application de cataplasmes adoucissants, rendus calmants par la décoction de têtes de pavots, ou bien en les arrosant avec un peu de laudanum.

CAPELET.

On nomme ainsi une tumeur mouvante, et plus ou moins volumineuse, située sur la pointe du jarret du cheval.

Cette tumeur ne porte pas absolument préjudice à l'animal, elle l'oblige rarement à boiter, à moins qu'elle n'accroisse en volume et en consistance ; alors elle gêne les mouvements des parties où elle siége et le cheval boite.

Causes. Le travail forcé, les frottements de la pointe du jarret contre les corps durs, les coups en sont les causes ordinaires.

Traitement. Le vin dans lequel on a fait bouillir des plantes aromatiques (sauge, thym, romarin, etc.), employé chaud, en frictions, ainsi que l'eau-de-vie camphrée, guérissent le capelet dans le commencement. Mais s'il augmente il faut appliquer les vésicants ou le feu.

CHARBON.

Tumeur de nature gangréneuse, rouge, dure, ronde, qui se développe dans la peau et le tissu cellulaire. Les chevaux, les moutons et surtout l'espèce bovine sont sujets à cette maladie.

Symptômes. *Chez le cheval.* Ils s'annoncent sur la surface du corps par une petite tumeur dure de la grosseur d'une fève, très-douleureuse, qui acquiert rapidement un volume assez considérable. Elle est d'abord chaude et sensible ; mais bientôt la gangrène s'en empare, et elle devient froide et insensible. Alors le pouls est fréquent, la respiration laborieuse, l'œil hagard, puis l'animal perd rapidement ses forces, et meurt quelquefois dans un abattement complet.

Chez le bœuf, il affecte plusieurs formes : 1° une première variété se montre plus particulièrement au poitrail, à la pointe des épaules, au fanon et sur les côtes; c'est une tumeur d'abord du volume d'une noix et qui fait de tels progrès en grosseur, qu'en une demi-heure, elle acquiert souvent celle d'une tête d'homme; elle ne tarde pas à se prolonger sous le ventre, sur l'épine du cou et à faire périr l'animal; 2° une autre variété s'annonce par de simples taches blanches, ou livides ou noires. Sa marche est moins rapide que la variété précédente, mais ses effets n'en sont pas moins funestes; 3° une troisième variété qu'on nomme *charbon blanc*, affecte indistinctement toutes les parties du corps, ne forme pas de tumeur, et ne se reconnaît qu'à une dureté plus ou moins enfoncée, ronde et circonscrite.

Chez les bêtes à laine, il apparaît quelquefois sur quelques-unes des parties dénudées de laine, telles que le dessous du ventre, la face interne des cuisses et des épaules, le cou, les mamelles sous forme de petites tumeurs dures dont le centre est marqué d'un point noir ; une seconde variété, beaucoup plus commune, est celle qui se montre sous forme de tumeur aplatie, étendue en longueur et en largeur, et sur laquelle se développent une ou plusieurs vésicules ; la troisième variété attaque la tête, où elle se montre sous forme d'une petite tumeur peu élevée, formée par la peau qui paraît détachée et soulevée. Cette maladie, qui s'accompagne de fièvre, amène la mort en deux ou trois jours.

Causes. Les causes de cette maladie ne sont pas toujours bien connues ; mais, en général, elle résulte des intempéries des saisons, des brouillards, de l'humidité fétide, des longues sécheresses, des longues pluies ; des logements mal construits, insalubres, malpropres ; de l'usage d'aliments gâtés ou de mauvaise qualité ; des foins récoltés à la suite d'inondation ; du travail forcé pendant les grandes chaleurs. Une fois la maladie déclarée, elle peut se transmettre par contagion, non-seulement aux animaux d'espèces différentes, mais même à l'homme.

Traitement. Les boissons émollientes, telles que l'eau blanche, la décoction d'orge adoucie avec du miel, les lavements émollients faits avec des feuilles de mauve, de guimauve, ou la décoction d'eau de son sont très-efficaces au début du charbon. Si la tumeur a un bourbillon à son centre, il faut procéder sans attendre à l'enlèvement complet de cette tumeur et à la cautérisation de toute la plaie qui résulte de cette opération. Cela fait, l'animal est mis à une diète absolue. La plaie doit être lavée de demi-heure en demi-heure avec de l'eau de javelle étendue d'eau ou d'une dissolution faible de chlorure de chaux que l'on fait pénétrer jusqu'au fond des points brûlés. Ces moyens sont aidés par le breuvage suivant : quinquina concassé 96 grammes (3 onces), racine de valériane 32 grammes (1 once); faites bouillir pendant une demi-heure dans 2 litres d'eau, passez; ajouté 192 grammes (6 onces) de miel; 62 grammes (2 onces) d'acétate d'ammoniaque, et divisez en deux ou trois doses pour prendre dans la journée.

Aussitôt que cette maladie se déclare dans une contrée, il faut redoubler de soins à l'égard de la nourriture, de la propreté et des soins journaliers à donner aux animaux; les isoler des animaux malades; éviter de les exposer à la trop grande chaleur, et de les excéder de travail; laver à l'eau bouillante et ensuite à l'eau chlorurée tout ce qui aura servi à ceux qui sont morts de la maladie; désinfecter les écuries; faire prendre comme préservatifs l'eau blanche, la poudre d'aunée, de valériane, de gentiane.

Les personnes qui soignent ces animaux devront se laver fréquemment les mains avec du vinaigre.

CLAVEAU (CLAVELÉE, ROUGEOLE, VARIOLE, MAL ROUGE).

Maladie contagieuse qui attaque les bêtes à laine et qui consiste principalement dans une éruption de boutons purulents. Ses caractères extérieurs l'ont fait comparer à la petite vérole chez les hommes.

Symptômes. Ils s'annoncent par la tristesse, l'abattement, la perte de l'appétit, la chaleur de la peau, la soif, l'agitation des flancs, la rougeur des yeux.

Causes *de transmission.* Le contact des animaux atteints du claveau avec ceux qui ne l'ont pas, le voisinage de la bergerie ou du parc où ils sont renfermés, le transport des laines, des peaux ou des fumiers qui en proviennent, la circulation dans un troupeau sain, des bergers ou des chiens qui ont visité ou manié des bêtes malades, suffisent pour que la contagion se propage.

Traitement. Au premier symptôme qui annonce que les bêtes sont attaquées de la maladie, on doit les séparer. On place dans les infirmeries des baquets pleins d'eau, dans lesquels on aura jeté du sel marin et du nitre avec quelques poignées de farine de féveroles ou de petit son. Cette boisson convient à celles des bêtes malades que la fièvre porte à boire plus volontiers. Pour celles qui seraient disposées à manger, on met dans les auges un mélange d'avoine, de son et de soufre. M. Huzard, fils, conseille d'administrer aux bêtes atteintes de la clavelée, deux verres par jour d'un mélange à parties égales de vin et d'une infusion aromatique (thym, sauge, romarin), que l'on aiguisera avec un huitième d'eau-de-vie.

Le meilleur moyen d'arrêter la contagion et de l'empêcher de faire des progrès, serait d'assommer les premiers animaux qu'elle attaque, et les enterrer profondément avec la peau. Ce sacrifice, tout cruel qu'il paraît, ne manque pas de réussir.

CLOU DE RUE.

On appelle ainsi les blessures faites à la sole, soit par un clou, par des chicots de bois, des tessons de bouteille, ou tout autre corps pointu qui pénètre dans le pied à travers la sole de la corne. On distingue deux sortes de clou de rue, le simple quand il n'attaque que la sole ou la fourchette ; le grave quand le tendon fléchisseur du pied a été percé dans le moment.

Symptômes. Les blessures produites par le clou de rue, chicots et tessons, etc., sont la boiterie, la douleur locale et des désordres variables ; quand les blessures sont légères, elles peuvent faire boiter le cheval sans qu'il y ait aucune lésion visible, à moins que le clou ne soit resté implanté.

Traitement. Si le clou de rue est simple, on peut se dispenser d'appliquer aucun remède, parce que la guérison s'opère d'elle-même, ce cas n'exige d'autre traitement que l'extraction ; il est néanmoins prudent de pratiquer une petite ouverture pour y introduire de

petits plumasseaux imbibés d'eau-de-vie étendue d'eau ;
il faut aussi ne pas manquer d'appliquer des cataplasmes
émollients sur la sole dans la vue de l'humecter ; mais
si le clou a atteint l'os du pied, dans ce cas il est essen-
tiel de faire une bonne ouverture à la sole de la corne,
ayant préalablement paré le pied bien profondément
parce que c'est là le vrai moyen de donner issue à l'es-
quille de l'os. L'ouverture faite, il faut mettre sur l'os
de petits plumasseaux imbibés d'essence de térébenthine.
Le premier appareil ne doit être ôté qu'au bout de cinq
ou six jours et le pansement renouvelé de deux jours
l'un, jusqu'à ce que l'exfoliation soit faite ; ce qui se
porte jusqu'au quarantième jour. La dessolure est bien
souvent le moyen le plus sûr et le plus efficace pour
avoir la guérison.

CONSTIPATION.

Difficulté que l'animal éprouve pour expulser les excréments. Le cheval et le mouton sont plus sujets à cette
maladie que les autres animaux.

Causes. Les causes les plus ordinaires de la constipation sont les exercices forcés, les longues marches pendant les grandes chaleurs de l'été, le foin abondant en
plantes aromatiques, le trop grand usage de la luzerne,
de l'avoine, les remèdes astringents trop fortement administrés.

Traitement. Dès qu'un cheval, un mulet ou un

bœuf sont atteints de cette maladie, il faudra les tenir à l'eau blanche, leur donner des lavements d'une décoction de guimauve, suivis de breuvages de la même décoction auxquels on ajoutera une once de sel de nitre. On met l'animal, pendant quelques jours, au régime du son mouillé pour toute nourriture. Si la maladie persistait, une saignée deviendrait nécessaire.

CONTAGION.

On appelle ainsi les maladies contagieuses qui ont la propriété de se communiquer des animaux malades aux animaux sains de la même espèce ou d'espèce différente, par l'intermédiaire d'un agent qui porte le nom de *virus*.

La contagion peut se propager ou se transmettre d'un corps à un autre, de plusieurs manières : à une certaine distance par le moyen de l'air ; de proche en proche par la voie des selles, brides, couvertures, harnais, qui ont servi à l'animal malade ; et par contact, c'est-à-dire par attouchement immédiat.

Les maladies contagieuses sont ou aiguës ou chroniques. Les premières sont : les fièvres malignes, putrides, éruptives, la petite vérole des moutons, la dyssenterie, le charbon pestilentiel, etc. Les secondes sont : la morve des chevaux, la gale, les dartres, le farcin, etc.

Toutes les fois qu'une maladie contagieuse se manifeste, il faut en prévenir sur-le-champ l'autorité locale, afin qu'elle prenne des mesures de précaution nécessaires. Il est de l'intérêt des cultivateurs de prendre les mesures les plus exactes pour prévenir les maladies contagieuses et pour les arrêter.

Un cheval qui aura la morve ou la gourme devra être séparé de bonne heure des animaux sains, si l'on ne veut pas que ces derniers soient bientôt atteints de la maladie. Dans les temps où le claveau attaque les bêtes à laine, on doit également séparer les bêtes saines de celles qui sont malades.

Dans les circonstances d'une fièvre maligne, putride, gangréneuse et pestilentielle, les moyens à employer sont de la plus grande importance. On doit : 1° tenir toutes les bêtes saines enfermées et même séparées, s'il est possible, parce qu'un animal peut être malade pendant quelques jours sans qu'on s'en aperçoive, et que, dans cet état, il peut communiquer aux autres animaux le mal dont il est infecté ; 2° empêcher que les animaux sains ne soient approchés par les hommes qui fréquentent ou qui soignent les bêtes malades; 3° faire vêtir ceux qui soignent les bêtes malades d'habits de toile cirée, pour être moins sujets à prendre et à transmettre avec eux le virus pestilentiel, leur faire laver les mains et les habits avec du vinaigre avant que d'approcher d'aucune bête saine, sans quoi ils risqueraient de l'infecter ; 4° ne point ouvrir sans précaution les animaux; 5° ne point traîner sur la terre les cadavres des animaux infectés ; il faut, au contraire, les conduire et les tuer au bord des fosses qui doivent les recevoir. S'il en est quelques-uns qui meurent dans les étables, on les conduira sur des chariots qui n'auront pas d'autre usage.

Les fosses seront pratiquées dans des lieux écartés et éloignés du passage des bêtes saines : elles auront au moins dix pieds de profondeur ; on les remplira de terre bien battue ; 6° ne point laisser périr et pourrir, en pleine campagne, les animaux malades. Cette imprudence, qui n'est malheureusement que trop commune à la campagne, rend les maladies durables et de plus en plus contagieuses : les chiens et les animaux carnassiers étant attirés par ces charognes, portent la maladie et la répandent de tous côtés ; 7° nettoyer parfaitement les écuries des animaux infectés, les purifier par des fumigations, les gratter et les laver partout. On peut employer, pour les lavages, le vinaigre, ou bien une eau antiputride qu'on peut préparer soi-même, à peu de frais, en mettant un gros d'huile de vitriol dans une pinte d'eau. Cette liqueur peut servir à laver les auges, les chariots, les faux et autres ustensiles. Pour purifier l'air des étables, il est prouvé que les vapeurs acides sont préférables aux fumigations aromatiques : celles-ci ne servent qu'à dissiper la mauvaise odeur, sans corriger la nature de l'air. Pour cet effet, on met dans une terrine du sable ou des cendres dans lesquelles on place un verre à moitié rempli de sel marin ; on chauffe le tout et on le porte dans l'étable que l'on veut désinfecter. On verse sur le sel environ une once d'huile de vitriol, et on se retire en fermant les portes et les fenêtres. Les baies de genièvre, infusées dans le vinaigre, et exposées sur les charbons ardents, peuvent aussi remplir le même objet ; 8° diminuer la nourriture des animaux, la réduire d'un tiers, mêler au fourrage sec, des herbes fraîches, telles que le chiendent, la laitue, l'oseille, la poirée, la mauve, etc., faire une eau blanche nitrée, en employant deux onces de nitre sur dix pintes d'eau, les étriller et frotter deux fois par jour avec des bouchons de paille trempés dans du vinaigre où l'on aura fait infuser quelques gousses d'ail ; leur rafraîchir les entrailles par des lavements faits avec les plantes ci-dessus.

Tels sont les moyens préservatifs contre la contagion : ils demandent, comme on le voit, de l'exactitude, de la vigilance et de l'activité de la part des agriculteurs. Pourront-ils méconnaître des secours aussi précieux, aussi puissants, aussi salutaires, qu'on leur indique si généralement ?

CONTUSION ou MEURTRISSURE.

Résultat du choc d'un corps dur. La contusion diffère de la plaie en ce que la peau est entamée dans celle-ci, ce qui n'a pas lieu dans la simple meurtrissure.

Traitement. Si la contusion est légère, il suffit d'appliquer dessus des substances salines, telles que la dissolution de sel ammoniac dans l'eau commune ; si elle est récente, il faut employer les spiritueux tels que l'eau-de-vie, etc.; mais s'il y a commotion, plaie et disposition à l'inflammation, l'eau-de-vie camphrée est à préférer. Si le coup a été violent, il ne faut pas oublier de saigner le cheval à la jugulaire. Lorsque l'épanchement de sang occupe une grande étendue et que l'on a à craindre des accidents violents, il ne faut pas seulement s'en tenir à la simple application des topiques prescrits, il faut encore se hâter de sacrifier les parties, afin d'éviter la suppuration douloureuse, la gangrène; on couvre ensuite la plaie avec des compresses imbibées dans la décoction suivante :

Feuilles de sauge, d'absinthe, de sabine, une poignée de chaque; on coupe ces plantes menu, on les fait infuser pendant une heure dans environ deux litres de vin rouge bouillant ; on passe et on ajoute un verre d'eau-de-vie camphrée ; on trempe les compresses dans cette liqueur, on en couvre la contusion, en les renouvelant d'heure en heure.

Dans les contusions accompagnées d'une commotion violente, surtout dans le cerveau, on ne doit pas négliger de faire prendre en breuvage à l'animal, des remèdes actifs, tels que : décoctions de véronique, de sauge, de romarin, de racine de persil. La saignée néanmoins est préférable à ces remèdes.

CONVALESCENCE.

La convalescence commence au moment où les signes de la maladie disparaissent, et finit à l'époque où la santé est pleinement rétablie. La durée de la convalescence varie suivant les espèces d'animaux, la nature de la maladie, l'âge, le sexe et la saison.

Pendant que les animaux sont en convalescence, il faut leur donner des aliments de facile digestion. A mesure que le cheval entre dans la convalescence, il faut lui rendre peu à peu la nourriture, en commençant d'abord par quelques poignées de foin de la meilleure qualité, auxquelles on joindra progressivement quelques jointées d'orge et d'avoine mélangées et écrasées. On le sortira tous les jours pour le promener, sans le fatiguer ni l'échauffer ; on lui continuera l'eau blanche pour boisson habituelle, et on le pansera avec soin. Lorsque l'appétit et les forces ont de la peine à revenir à la suite d'une maladie grave, on peut administrer quelques prises de thériaque, de poudre d'anis ou toute autre préparation analogue mélangée dans le vin.

CORNAGE, SIFFLAGE HALLEY.

On appelle ainsi le bruit que certains chevaux font entendre en respirant et qui est occasionné par la difficulté que l'air éprouve à franchir une partie accidentellement rétrécie des voies respiratoires.

Quand le cornage est le symptôme de quelque maladie aiguë des voies respiratoires, comme le rhume de cerveau, l'angine, le catarrhe pulmonaire, ce sont ces affections qu'il faut chercher à connaître et à guérir. Si l'inflammation aiguë qui constitue ces diverses maladies passe à l'état chronique et laisse dans les tissus quelques points d'induration ou une augmentation permanente de volume dans la partie affectée, l'animal peut rester *corneur* avec une apparence de bonne santé, et se trouver dans une position pareille à celle dans laquelle le cornage est dû a quelques vices de conformation des voies aériennes.

Quand le cornage n'est pas le résultat d'une maladie aiguë, il n'est pas ordinairement continu et n'affecte le cheval que pendant un exercice plus ou moins fatigant ou plus ou moins prolongé; le cheval fait entendre le bruit du cornage, les naseaux sont dilatés, les flancs agités; quelquefois il est près de tomber. Le cornage cesse souvent quand l'animal s'arrête, ou au moins quelques instants après.

Il est impossible de remédier complétement au cornage; c'est un vice tout à fait incurable; cependant on peut se servir des chevaux corneurs quand ce défaut est léger et en ne les soumettant pas à des travaux fatigants ou à des exercices précipités.

COURBATURE.

Expression vague, inexacte, vulgaire, employée pour désigner l'ensemble des symptômes des maladies de la poitrine.(*Voyez* pour le traitement: fluxion de poitrine, pleurésie.)

COURONNÉ (CHEVAL).

On appelle ainsi une contusion avec ou sans déchirure de la peau qui résulte d'un coup ou d'une chute.

Traitement. Il faut de suite laver la partie avec soin et remettre les lambeaux de peau à leur place si elle est entamée ; dans tous les cas, appliquer une compresse imbibée d'eau-de-vie et serrer un peu fortement la jambe sans pourtant gêner la circulation. S'il se forme une plaie, il faudra la nettoyer avec soin afin de la cicatriser promptement ; si, après cela, il reste du gonflement on pourra appliquer un vésicatoire.

CRAMPE.

Maladie dont le caractère principal est une raideur ou la contraction d'une partie, qui disparaît bientôt, mais qui est quelquefois très-douloureuse. Le jarret du cheval est la partie la plus sujette à la crampe, et elle arrive surtout lorsqu'il sort le matin de l'écurie. La raideur est quelquefois si grande que l'animal a beaucoup de peine à fléchir la jambe, ce qui provient sans doute de la circulation du sang qui comprime les filets nerveux.

La crampe passe ordinairement lorsque le cheval a fait quelques pas. Il peut cependant arriver qu'elle dure un demi-quart d'heure ; dans ce cas, les frictions sèches à rebrousse-poil, faites avec la brosse et un bouchon de paille, suffisent pour la faire cesser.

CRAPAUD ou FIC.

On nomme ainsi une tumeur qui fixe son siége à la partie inférieure du pied, d'une nature molle et spongieuse, insensible et sans chaleur. On en reconnaît de deux espèces, le crapaud bénin et le crapaud grave : le bénin n'attaque que la fourchette, tandis que le grave attaque non-seulement la fourchette, mais encore la sole charnue ; c'est toujours dans ce dernier cas que le cheval boite.

Symptômes. Dans le commencement du crapaud la fourchette est tuméfiée. Sa corne est molle et filandreuse, une humeur noirâtre et d'une odeur fétide s'écoule des commissures de la fourchette et du dessous du paquet fibreux de cette portion du pied.

Causes. Les chevaux élevés dans les pâturages bas et aquatiques, ou qui habitent des écuries humides, sont très-exposés à contracter le crapaud. Il provient de la saleté, des ordures ou du fumier des écuries dans lesquels le pied du cheval séjourne, et encore de l'âcreté des boues dans lesquelles l'animal est obligé de marcher, et quelquefois aussi à la suite des eaux au paturon.

Traitement. La plupart des praticiens, pour guérir le crapaud, commencent ordinairement par le couper, ou à le brûler par des caustiques, dans la vue d'éviter de dessoler le cheval ; mais les expériences journalières prouvent que ces moyens ne suffisent pas, parce que l'humeur du crapaud se portant alors sur les côtés, au-dessous de la sole de la corne, elle y produit, par son séjour, des effets nouveaux. Le plus sûr moyen donc à mettre en usage, est de dessoler l'animal pour s'assurer des racines du crapaud et de les emporter. Si l'on se contente d'en détruire l'extrémité seulement, il est certain qu'il reviendra toujours et que la cure ne sera jamais parfaite. On applique sur la place de petits plumasseaux imbibés de térébenthine, observant surtout de faire compression à l'endroit de la fourchette. On lève l'appareil au bout de cinq jours pour panser ensuite la plaie avec l'onguent égyptiac qu'on trouve chez les pharmaciens ; et le reste de la sole avec la térébenthine jusqu'à parfaite guérison.

CRAPAUDINE (TEIGNES, PEIGNES, MAL D'ANE).

C'est une maladie qui a son siége dans la partie antérieure de la couronne du pied du cheval, et qui consiste dans un ulcère de mauvais caractère ou dans une forte contusion avec plaie.

Symptômes. La maladie commence toujours par un épaisissement de la peau, et par une démangeaison qui porte l'animal à se gratter avec l'autre pied, ce qui irrite davantage la peau et finit par l'entamer. Bientôt l'entame prend l'aspect d'une plaie ulcéreuse. Les poils sont hérissés, réunis en petits tas entre lesquels suinte une humeur fétide.

Causes. Les causes sont peu connues. On dit que cette maladie peut survenir quand l'hiver a été froid, quand les animaux ont longtemps séjourné sur la glace, dans la neige, ou lorsqu'ils ont travaillé dans la boue, dans l'eau.

Traitement. Les bains et les cataplasmes émollients conviennent dans le commencement. Quand l'engorgement et la douleur sont diminués, on remplace les cataplasmes émollients par l'une ou l'autre des préparations suivantes :

Extrait de saturne 30 gr ; vinaigre 180 gr ; eau-de-vie camphrée 60 à 125 gr ; eau, un kilogr. ; ayez soin d'agiter ce mélange chaque fois que vous vous en servez.

Céruse 500 gr ; sulfate de zinc et de sel de saturne 60 gr ; broyez en ajoutant petit à petit suffisante quantité d'huile d'olive pour faire une pâte molle ; faites fondre, d'autre part, deux kilogr. de saindoux avec 125 gr. de cire jaune ; ajoutez la pâte ci-dessus et mêlez exactement.

CREVASSES.

Les crevasses sont des gerçures ou des fentes situées dans les plis des paturons, soit au devant, soit au derrière de l'animal, d'où suintent des eaux plus ou moins

fétides, et qui sont souvent accompagnées d'une inflammation plus ou moins forte.

Causes. Les chevaux sont exposés à cette maladie
quand ils travaillent sur des terrains rocailleux, quand
ils marchent dans des boues âcres, ou lorsqu'ils restent
au milieu des urines sur des fumiers épais, surtout dans
les écuries qu'on nettoie rarement. Les crevasses accompagnent ou précèdent souvent les eaux aux jambes.
Les chevaux dont les jambes sont grosses, chargées de
poils, dont le tempérament est mou, sont plus exposés
aux crevasses que les chevaux fins.

Traitement. Les crevasses sont des maladies peu
graves par elles-mêmes, mais qu'il est quelquefois difficile de faire disparaître entièrement. L'animal doit être
soumis au repos le plus complet, afin d'éviter que les
crevasses ne s'écartent et s'irritent à chaque mouvement
du pied ; il devra être placé dans une écurie sèche et
bien nettoyée, car le contact du fumier, du crottin, de
la boue imprégnée d'urine, devient une cause d'entretien
de l'accident. On nettoie, plusieurs fois par jour, les
paturons attaqués, avec des décoctions de mauve ou de
graine de lin, on coupe les poils et on frotte la partie
avec l'onguent populeum, et quand l'inflammation sera
tombée avec l'onguent suivant :

Céruse 500 gr ; sulfate de zinc et de sel de saturne
60 gr ; broyez en ajoutant petit à petit quantité suffisante d'huile d'olive pour former une pâte molle ; faites
fondre, d'autre part, 2 kilogr. de saindoux avec 125 gr.
de cire jaune ; ajoutez la pâte ci-dessus, et mêlez exactement.

Si les crevasses sont anciennes et accompagnées de suintements abondants, les adoucissants contribuent plutôt à aggraver les accidents qu'à en diminuer l'intensité; dans ce cas, il faut administrer à l'animal des purgatifs composés d'aloès et de sulfate de soude, le soumettre à l'usage des boissons nitrées et frictionner la partie affectée avec l'onguent basilicum.

DARTRES.

Maladies de la peau, ordinairement chroniques, presque toujours opiniâtres, caractérisées par des petits boutons rouges pustuleux, réunis en plaques plus ou moins larges et de formes très-variées.

Symptômes. Les premiers symptômes qui font présumer l'existence des dartres, sont : un poil hérissé, terne et déteint, toujours recouvert d'une crasse qui semble se renouveler à mesure que l'étrille la fait tomber; à ces premiers signes se joignent parfois des pustules de diverse nature, des boutons, des croûtes quelquefois sèches, quelquefois humectées d'une humeur âcre et puante.

Causes. Les dartres peuvent être occasionnées par la malpropreté, la chaleur excessive de quelques étés, la mauvaise nourriture, les eaux malsaines, la disette, la misère, les travaux excessifs, les logements humides et mal aérés, les localités basses, humides et marécageuses.

Traitement. Les dartres sont des maladies peu dangereuses, mais souvent difficiles à guérir; si on veut les traiter avec quelque chance de succès, il faut commencer par se livrer à la recherche des causes qui les ont fait naître et mettre les animaux dans les conditions opposées. Une bonne nourriture, de bons soins, la propreté la plus minutieuse sont des auxiliaires qu'il ne faut pas négliger. Les plaques dartreuses devront être soumises pendant plusieurs jours aux lotions émollientes ainsi composées :

Racine de guimauve 6 onces; têtes de pavot deux ; eau 4 pintes ; faites une décoction et appliquez tiède. Après quelques jours de ce traitement, les lotions émollientes sont remplacées par des lotions composées avec la dissolution de sulfure de potasse ou de sulfure de chaux. On pourra préparer économiquement ces dernières en faisant bouillir dans une grande marmite de l'eau dans laquelle on aura délayé une petite poignée de fleur de soufre, et autant de chaux vive; on passera ensuite par un linge après un quart d'heure d'ébullition.

Après avoir terminé les lotions il sera nécessaire d'appliquer, sur les parties malades, l'une des préparations suivantes :

1° Onguent mercuriel double 8 onces; soufre sublimé 2 onces; cantharides en poudre 2 gros; mêlez et appliquez sur les dartres ;

2° Savon vert, goudron, onguent vésicatoire, de chaque partie égale ; mêlez et appliquez ;

3° Saindoux 8 onces ; précipité blanc 1 once ; réduisez le précipité blanc en poudre impalpable et incorporez-le dans la graisse. Cette pommade a souvent réussi contre les dartres humides.

Pendant toute la durée du traitement, il est bon d'administrer tous les jours aux animaux, des breuvages faits avec l'infusion de fleur de sureau ou avec la décoction de bourrache, de laitue, de pariétaire ; on peut même avoir recours avec avantage au purgatif suivant :

Prenez : séné 2 onces ; aloès en poudre 2 onces ; eau bouillante une pinte, faites infuser le séné, passez la liqueur à travers un linge, ajoutez l'aloès et donnez-en une dose.

DÉGOUT.

Le dégoût est une aversion que tout animal a pour la nourriture.

Causes. Il est des animaux qui se dégoûtent pour un brin d'herbe moisie, un peu d'ordure qu'ils auront trouvée dans le foin, dans la paille, dans le son, dans l'avoine, ou pour avoir bu de l'eau malpropre ; il a encore pour causes toutes les maladies qui ont leur siége dans la bouche, telles que la blessure des barres, le lampas, les aphthes, le chancre.

Traitement. Le traitement varie suivant les causes qui y donnent lieu : si le dégoût provient de la mauvaise qualité des aliments, les bons aliments y remédient en rappelant l'appétit ; s'il a pour cause des aphthes ou des ulcères, des chancres dans la bouche, on y remédie facilement par les remèdes propres à tous ces maux ; s'il provient du mauvais état de l'estomac et de mauvaises digestions, on met l'animal au régime et on lui donne quelques prises de gentiane ou d'anis dans du vin.

DIARRHÉE ou DÉVOIEMENT.

La diarrhée est une maladie caractérisée par des évacuations plus ou moins abondantes d'excréments liquides.

Symptômes. Douleurs d'entrailles plus ou moins vives, grande envie de boire, diminution ou perte totale de d'appétit. L'animal a les yeux rouges, la bouche chaude et sèche, le pouls plein, dur et fréquent. Lorsque la maladie est chronique, la marche est lente ; l'animal dépérit insensiblement.

Causes. Tout ce qui peut troubler la digestion et affaiblir l'estomac, sont les causes générales : l'abus des purgatifs, l'humidité de la saison, les aliments de mauvaise nature, l'usage de foins vasés, rouillés, poudreux, moisis, ou qui n'ont pas encore jeté leur feu, le passage subit de la nourriture sèche à la nourriture verte et réciproquement, surtout lorsque les animaux sont prédisposés à la maladie ; elle a lieu chez le cheval lorsque, après avoir eu chaud, il boit d'une eau extrêmement fraîche ou lorsqu'il a brouté des herbes couvertes de rosée.

Traitement. La diète plus ou moins absolue est un moyen sur lequel il faut surtout insister. Il serait dangereux d'arrêter une diarrhée simple ; il est bon de laisser un peu agir la nature. Mais si la maladie s'accompagne de fièvre, ce que l'on reconnaîtra à la chaleur de la peau ; si l'animal a des tranchées, il faut apaiser l'inflammation des intestins et en modérer la chaleur par l'administration de breuvages composés avec de la décoction de racines de guimauve, de graines de lin, ou mieux de riz et de têtes de pavot. Lorsqu'on est parvenu à diminuer l'inflammation, et que, malgré la diminution de la fièvre, la diarrhée continue toujours, on doit cesser les breuvages adoucissants et avoir recours aux breuvages astringents, tels que décoction d'écorce de chêne, de petite centaurée, de sauge.

La diarrhée des moutons, lorsqu'elle se prolonge, se traite avec de l'eau de riz, ou, si l'on veut y couper court, avec quelques grammes de thériaque dans un verre de vin.

DYSSENTERIE.

On appelle ainsi le flux de ventre fréquemment accompagné de vives douleurs et de violents efforts pour rendre quelques matières glaireuses et sanguinolentes. Cette affection est très-analogue à la diarrhée ; elle n'en diffère que par une gravité plus grande et par la nature des excréments qui sont mêlés de sang. Les animaux qui sont sujets à la dyssenterie en sont ordinairement atteints vers la fin de l'été et pendant l'automne. Les bœufs sont plus que les chevaux sujets à cette maladie.

Symptômes. Diminution ou perte totale d'appétit ; rougeur des yeux, chaleur de la bouche, etc.

Causes. Usage des foins de mauvaise qualité ; logements insalubres, exhalaisons des animaux entassés, miasmes des marais.

Traitement. Dès que l'on aperçoit l'animal affecté d'un flux glaireux et bilieux, on doit le mettre au régime : on lui fera boire, plusieurs fois par jour, de l'eau tiède nitrée, quelquefois légèrement acidulée ; on lui fera boire aussi des décoctions de mauve, de guimauve, de graine de lin, de grande consoude, de pimprenelle, d'orge. On lui administrera en même temps des lavements faits avec les mêmes décoctions.

Lorsque l'inflammation des intestins sera apaisée, on fera prendre à l'animal quelques purgatifs. On pourra employer la manne, la rhubarbe, le polypode de chêne, l'huile de lin, auxquels on ajoutera le nitre, le camphre, ou bien on donnera la préparation suivante :

Dissolvez, dans un litre d'eau, 90 grammes de sulfate de magnésie ; ajoutez 30 grammes d'aloès en poudre et 60 grammes de miel. Après la purgation on passera aux décoctions de figues, de jujubes, de navet, de pas-d'âne et de pavot. Les fleurs de millepertuis, de pervenche, de lierre terrestre, les roses rouges, les racines de quintefeuille, de bistorte, de tormentille, conviennent beaucoup dans ce traitement ; mais ces astringents doivent être employés avec circonspection et sur la fin de la dyssenterie.

EAUX AUX JAMBES

Maladie dégoûtante qui affecte la partie inférieure des jambes, se manifeste plus particulièrement chez les chevaux que chez les autres animaux. Cette maladie attaque rarement les chevaux fins ; elle affecte ceux de races communes, qu'on élève dans les terrains marécageux, qui ont les pieds plats, larges et évasés. Ce mal se jette d'abord sur le paturon et gagne petit à petit le boulet et le canon.

Symptômes. Gonflement douloureux, suintement d'un liquide séreux et fétide qui humecte la partie affectée. L'enflure, la douleur et l'écoulement augmentent plus ou moins rapidement ; la peau se soulève, se gerce ; il survient parfois des arêtes, grappes, poireaux, et le sabot finit par se détacher, si on laisse vieillir la maladie.

Causes. Les causes de cette maladie sont les aliments de mauvaise qualité, les excès de travail, l'influence des localités humides, des écuries malpropres, du contact des boues âcres des grandes villes, etc.

Traitement. Aliments sains, ration ordinaire, travail fatigant tous les jours. Après le travail on lave la partie malade avec l'eau tiède ; on l'essuie de manière à absterger l'eau dont elle est humectée ; puis on lotionne légèrement toute la surface avec une dissolution de deux onces de vert de gris dans un litre d'eau de rivière. On répète cette opération tous les jours, jusqu'à ce qu'il n'y ait plus d'écoulement et que la partie malade soit parfaitement sèche.

ÉCART (EFFORT DE L'ÉPAULE, FAUX ÉCART).

On applique indifféremment ces noms à un genre de boiterie qui paraît avoir son siége dans l'épaule ou le bras, sans qu'il soit possible, le plus souvent, de connaître le siége précis et la nature de la lésion qui fait boiter. Le cheval est plus sujet à l'écart que les autres animaux.

Symptômes. Le gonflement et la douleur surtout au muscle commun, à l'épaule et au bras, et la difficulté de l'action du cheval qui *fauche*, c'est-à-dire qui décrit un demi-cercle en marchant, sont des signes qui décèlent l'écart.

Causes. Les causes les plus ordinaires de cette maladie sont une chute ou un effort que le cheval aura fait en se relevant, ou bien lorsqu'en marchant, l'une des jambes de devant ou toutes deux ensemble se seront écartées et auront glissé de côté et en dehors.

Traitement. Il faut faire sur toute l'étendue de l'épaule malade, depuis le garrot jusqu'à la distance de trois ou quatre pouces de l'articulation du bras avec l'avant-bras, une friction avec six onces environ de la composition suivante : on met dans une bouteille ordinaire deux onces de cantharides en poudre, deux onces d'euphorbe également en poudre. On remplit la bouteille d'eau-de-vie à vingt-deux degrés, on la bouche avec soin, on l'agite, et on l'expose à l'action d'une douce chaleur pendant trois ou quatre jours. Cette friction doit durer une demi-heure, être faite lentement, avec beaucoup de soin, et concentrée particulièrement à la partie supérieure et à la pointe de l'épaule. Il est utile de se couvrir la main avec une vessie afin d'éviter l'absorption des principes actifs des cantharides et les accidents qui pourraient en être la suite.

La friction étant terminée, le cheval doit être attaché au ratelier, dans un endroit où il ne puisse ni se coucher, ni se frotter. Douze heures après cette friction, on en fait une seconde avec les mêmes soins. On en fait une troisième après la seconde, et tout est fini : il n'y a plus alors qu'à attendre l'effet du traitement.

Ce traitement donne lieu à la formation d'un grand nombre d'ampoules qui ne tardent pas à crever. On tient le cheval attaché au ratelier pendant une semaine.

EFFORT.

Tiraillement douloureux, distension violente des muscles, effort du boulet (*voyez* entorse) ; effort de l'épaule (*voyez* écart).

EFFORT DE REINS ou TOUR DE REINS.

Cette affection qui est le résultat des chutes, des charges excessives, des glissades, et qui affecte plus particulièrement les chevaux de limon, est caractérisée par le gonflement des reins, la difficulté de marcher et surtout de reculer.

Traitement. Le tour de reins est toujours un accident très-grave qui, lorsqu'il est exempt de complication, peut cependant céder à un traitement identique à celui de l'entorse (*voyez* ce mot et maux de reins).

ENCHEVÊTRURE.

L'enchevêtrure est une plaie que le cheval se fait dans le paturon, et quelquefois plus haut avec sa longe.

Traitement. Les étoupes imbibées de vin chaud miellé guérissent l'enchevêtrure lorsqu'elle est récente; mais on doit se servir de l'eau-de-vie à la place du vin, lorsqu'elle est plus ancienne.

ENCLOUURE.

Blessure faite au pied du cheval, par un clou que le maréchal a enfoncé dans le vif en le ferrant, et qui est resté implanté dans le pied. L'enclouure est plus ou moins grave suivant la durée du séjour que le clou a fait dans le pied.

Symptômes. Le cheval dont le pied est encloué ressent subitement, ou seulement au bout d'un certain temps, une douleur qui le porte à feindre ou à boiter.

Traitement. L'enclouure peut avoir les mêmes résultats que le clou de rue et nécessiter la même opération et les mêmes soins. Lorsque l'on s'aperçoit de cet accident à temps, il suffit d'arracher le clou, et de calmer la douleur par des cataplasmes émollients. Dans le cas contraire, on abat de la corne jusqu'à la rosée ; on fait une brèche entre les fils et la paroi, on va jusqu'au bourbillon que l'on découvre bien et l'on panse avec des étoupes imbibées d'eau-de-vie.

ENGRAVÉE.

Maladie du pied des bœufs qui résulte de graviers qui s'enchâssent dans l'ongle et y restent fixés.

Symptômes. La bête engravée feint d'abord, et finit par boiter de plus en plus. Si dans cet état on contraint le bœuf à marcher, il devient bientôt fourbu et incapable de se soutenir.

Traitement. L'engravée récente se guérit par le repos, les bains de pieds, par l'extraction des graviers engagés entre les ongles, et au besoin par l'application de cataplasmes émollients.

ÉPIZOOTIE.

Maladie qui attaque simultanément un certain nombre d'animaux dans le même lieu ou dans des lieux rapprochés, sous l'influence d'une cause commune, générale, étendue, mais accidentelle.

Traitement. Les remèdes varient selon la nature du mal. La médecine est souvent impuissante pour en arrêter les ravages, mais il ne faut pas moins chercher à arracher quelques victimes à ces fléaux divers en redoublant de soins pour entretenir la santé des animaux : ainsi il faut rendre les étables et les écuries salubres, leur donner de l'air, y maintenir une température modérée, mettre du sel dans la boisson, asperger les fourrages avec de l'eau salée, recourir à la saignée quand le besoin s'en fait sentir, isoler le bétail sain d'avec le bétail malade et d'avec tous les objets ayant pu se trouver en contact avec les animaux infectés.

ÉRYSIPÈLE.

Inflammation superficielle de la peau caractérisée par une rougeur jaunâtre, irrégulière, que l'on aperçoit en écartant les poils. Le cheval, le bœuf et le mouton peuvent être atteints de l'érysipèle, mais ce dernier animal y est plus sujet que les autres.

Symptômes. L'animal éprouve d'abord de la démangeaison, puis de la chaleur et enfin de la douleur quand l'inflammation est à un plus haut degré.

Causes. Les causes de l'érysipèle sont des erreurs du régime, l'usage des aliments excitants et des eaux altérées et croupies des marais et des mauvaises mares, la suppression brusque de quelque écoulement habituel ou de la sueur, les compressions violentes, les piqûres d'insecte, la malpropreté habituelle de la peau.

Traitement. Si l'érysipèle ne dépend pas d'une autre maladie, il cède souvent aux applications émollientes externes ainsi composées : feuilles de mauve deux poignées; farine de lin une poignée, eau quantité suffisante; faites cuire la mauve, ajoutez la farine, remuez pendant quelque temps, appliquez chaud sur la partie malade, et arrosez fréquemment le cataplasme avec de l'eau tiède ;

Ou bien racine de guimauve 6 onces, têtes de pavot deux, eau 4 litres; faites une décoction et appliquez tiède sur la partie.

Si l'érysipèle est intense on doit essayer de le faire avorter au début, par la saignée générale, les applications émollientes ci-dessus, et par l'usage des boissons acidulées suivantes :

Eau blanchie par le son 8 litres, miel 8 onces, vinaigre 4 onces; mêlez le tout, agitez et faites prendre à l'animal ;

Feuilles d'oseille une poignée, miel 4 onces, eau 2 litres; faites bouillir dans l'eau pendant quelques minutes, tirez à clair, ajoutez le miel, et donnez en deux fois.

ENTORSE (EFFORT DU BOULET, MÉMARCHURE).

Effort violent par suite duquel les tendons et ligaments d'une articulation quelconque se trouvent froissés et meurtris. Cet accident a son siége dans le boulet de l'un des membres.

Symptômes. On reconnaît ordinairement l'entorse à l'enflure de l'articulation, à la douleur que l'animal ressent dans le boulet lorsqu'on le touche ou le comprime, le cheval boite. Le mal augmente rapidement, si l'on n'y porte un prompt remède.

Causes. On compte parmi les causes de l'entorse, les faux pas, les efforts que le cheval fait pour retirer son pied, lorsqu'il est engagé dans une ornière, entre deux pavés, etc.

Traitement. Si l'on s'aperçoit de l'effort, à l'instant même et avant que l'inflammation n'ait eu le temps de se développer, on conduira sur-le-champ l'animal à l'eau, si l'on est à portée d'une rivière, ou on étuvera la partie avec de l'eau froide et on la frictionnera ensuite avec l'eau-de-vie et le savon, ou avec l'eau-de-vie camphrée.

Si l'enflure est déclarée, il faut débuter par la saignée au plat de la cuisse, la diète, les lavements et recourir aux cataplasmes de feuilles de mauve, de guimauve, de pariétaire, afin de diminuer la tension des fibres. Lorsque l'inflammation est diminuée on passe aux frictions faites avec de l'eau-de-vie camphrée ou le vin dans lequel on fait bouillir quantité suffisante de sauge, de thym, de romarin. Le repos sera nécessaire jusqu'à parfaite guérison.

FARCIN.

On a donné ce nom à une maladie particulière au cheval, à l'âne et au mulet.

Symptômes. Cette maladie se manifeste toujours par une éruption de boutons; les uns se répandent indistinctement sur toutes les parties du corps de l'animal, d'autres n'occupent que le dessous du ventre ou le dos. Les uns se dessèchent et s'évanouissent, d'autres se reproduisent et reparaissent.

Causes. Les causes évidentes de cette maladie sont le séjour des animaux dans des écuries basses, malpropres, froides, où l'eau ruisselle le long des murs; la nourriture de mauvaise qualité, telle que les fourrages secs, vasés, poudreux, mal récoltés, les eaux insalubres, les travaux forcés dans les grandes chaleurs, l'impression d'un air froid humide, les transpirations arrêtées surtout après les pluies froides.

Traitement. Un air pur, sec et fréquemment renouvelé, l'usage des couvertures légères, le pansement à la main réitéré et bien exécuté, les aliments de saine nature, un exercice modéré et réglé sont les meilleurs préservatifs de cette maladie, et les meilleurs auxiliaires du traitement. A ces moyens on peut joindre l'administration des remèdes suivants :

Prenez : poudre de gentiane quatre parties, sulfate de soude pulvérisé quatre parties, oxyde brun de fer une partie, mêlez bien exactement. On donne cette poudre tonique aux chevaux à la dose d'un ou deux onces dans un peu de son très-peu mouillé.

Prenez : colophane en poudre vingt parties, sel de nitre dix parties, crême de tartre, potasse du commerce, sel ammoniac de chaque une partie, oxyde brun de fer six parties, mêlez bien exactement. La dose de cette poudre est de deux onces par jour pour un cheval ; il faut commencer par une once.

Prenez : assa-fœtida en larmes 4 onces, mercure doux 1 once et demie, onguent mercuriel doux 2 onces, poudre de galanga 1 once ; mêlez dans un mortier, faites du tout douze bols que vous roulerez dans la farine d'orge, faites avaler un bol tous les deux jours.

Les tumeurs abcédées doivent être ouvertes au moyen d'un instrument tranchant et détruites soit avec les caustiques, soit avec le fer rouge. On procède à l'enlèvement des kystes avec le bistouri, et si les tumeurs sont volumineuses, les plaies sont ensuite recouvertes d'étoupes coupées et pansées avec la teinture d'aloès.

FÊVE ou LAMPAS.

On appelle ainsi l'inflammation qui se forme à la voûte du palais des chevaux. Ce gonflement est très-rare chez les animaux âgés; il survient quelquefois chez les jeunes chevaux pendant la durée de leur dentition.

Traitement. Si le gonflement du palais est occasionné par une légère irritation intestinale, un peu de diète, des boissons adoucissantes, de l'eau blanche et quelques lavements, en faisant disparaître l'irritation, ne tardent pas à amener la guérison du lampas. Si au contraire celui-ci dépend réellement d'une inflammation essentielle de la membrane du palais, et si le gonflement est porté au point de gêner la mastication, il faut essayer d'y porter remède en faisant une saignée au palais.

FIÈVRE.

La fièvre est une accélération du mouvement du sang, une élévation de la chaleur générale accompagnée de malaise. Quand la fièvre est la suite d'une autre maladie et qu'elle joue le deuxième rôle, on l'appelle *symptômatique*. Quand elle joue le premier rôle et qu'elle fait elle-même les principaux accidents de la maladie, on l'appelle *essentielle*. La fièvre symptômatique ne fera pas l'objet de cet article, en guérissant la maladie dont elle est le symptôme, elle se dissipe aussi.

Symptômes. Dans la fièvre essentielle, le cheval est dégoûté; il a la tête pesante et immobile; il est triste, inquiet et abattu; il ouvre les yeux à peine, et les a remplis d'eau et enflammés; son haleine est brûlante. On reconnaît qu'un cheval a la fièvre lorsqu'en passant la main sous la région du cœur, on le sent battre bien distinctement plus fort et plus vite qu'à l'ordinaire.

Causes. Dispositions inflammatoires dans le sang, son épaississement, son engorgement dans les vaisseaux capillaires, dépravation des humeurs.

On distingue plusieurs espèces de fièvres, savoir : l'éphémère qui ne dure que vingt-quatre heures ; la fièvre tierce laisse un jour de bon, et le suivant l'accès revient. La fièvre quarte laisse deux jours de bon et revient le jour suivant ; la fièvre continue n'a point de relâche.

Traitement. Dans la fièvre continue, il faut saigner le cheval des deux flancs, et deux heures après lui donner un lavement, composé d'une décoction de mauve et de chicorée sauvage dans laquelle on ajoute du miel ou de l'huile d'olive. On donne au cheval un demi-setier de vin blanc dans lequel on délaye une demi-livre de bon miel ; on lui fait prendre tous les deux jours deux onces de baume de copahu dans une chopine de vin avec un quarteron de sirop de roses. Il faut mettre devant le cheval un seau d'eau blanchie avec du son ou bien de la farine d'orge, et lui renouveler cette boisson deux fois par jour, ayant soin de bien laver le seau chaque fois ; tenir l'animal chaudement si c'est en hiver, et dans un endroit tempéré, si c'est en été ; lui faire surtout une grande litière afin qu'il puisse se reposer.

FLUX IMMODÉRÉ D'URINE (DIABÈTE).

Cette maladie affecte plus souvent les chevaux que les autres animaux.

Symptômes. Soif ardente. L'animal rend cinq ou six fois autant d'urine que dans l'état ordinaire. Cette urine est pâle.

Causes. Les causes sont inconnues.

Traitement. Une nourriture substantielle, comme féveroles, pois, sainfoin, avoine. On donnera pour boisson la préparation suivante :

Sous-carbonate de fer, 1 once ; poudre de gentiane, 1 once ; miel, 8 onces. Mêlez et administrez le matin à jeun.

FLUXION DE POITRINE (PNEUMONIE PÉRIPNEUMONIE).

Tous ces noms ont été donnés à l'inflammation du poumon.

Symptômes. Au début, il y a tristesse, frisson quelquefois suivi de chaleur, pouls grand et fort, respiration plus ou moins accélérée, mouvement de flancs. L'animal se plaint quand on veut lui lever la tête, refuse de se coucher et de se mouvoir.

Causes. Transpiration arrêtée, l'eau froide bue pendant la sueur, la disparition subite d'une maladie de la peau.

Traitement. La saignée générale est le moyen le plus puissant à opposer à cette maladie ; elle doit être faite largement, répétée tant que la gêne ou la respiration et la plénitude du pouls ne diminuent pas d'une manière sensible, et à des intervalles assez rapprochés pour ne pas donner à l'inflammation le temps de reprendre sa force. Tous les matins on donnera au cheval des boissons émollientes et adoucissantes ainsi composées :

Prenez : orge ordinaire, un demi-litre ; eau commune, dix litres ; miel, une livre ; faites bouillir l'orge dans une petite quantité d'eau que vous jetterez et que vous remplacerez par dix litres, faites bouillir de nouveau, puis retirez du feu et ajoutez le miel.

Ou bien prenez : poudre de réglisse, poudre de guimauve, de chaque 2 onces ; miel de bonne qualité, 8 onces. Mêlez et faites prendre au cheval le matin à jeun.

A ces moyens, il faut ajouter une température douce, la diète sévère et le repos absolu. Quand la première inflammation est passée, on applique des sétons au poitrail. Si la maladie prend une tournure fâcheuse, on a recours aux sinapismes et aux vésicatoires sur la poitrine.

FOURBURE (FOURBATURE, FOURBISSURE).

La fourbure est une maladie du pied des animaux domestiques, consistant d'abord dans une congestion et accumulation de sang dans le tissu réticulaire du pied, à laquelle succède bientôt une véritable inflammation de ce tissu, qui produit des désordres variables plus ou moins graves.

Symptômes. L'animal fourbu marche difficilement ; il s'appuie sur les autres membres pour soulager celui ou ceux qui sont malades. Dans le repos, son attitude est incertaine. Chez le cheval, il existe dans le pied une extrême sensibilité et une chaleur considérable. Chez le bœuf, la fourbure présente à peu près les mêmes considérations. Chez les bêtes à laine, il n'est pas rare de voir cette maladie se développer en quelques heures sur presque tout le troupeau, à la suite d'un écart général de régime ou bien de l'usage d'aliments trop substantiels. Cette maladie se dissipe le plus ordinairement en quelques jours, par l'effet du repos et de la diète.

Causes. Travail excessif et longtemps continué, marche forcée sur un terrain rude et raboteux, mauvaise ferrure qui comprime le pied, l'avoine et l'orge mangées en trop grande quantité, les boissons froides pendant la chaleur.

Traitement. On commence d'abord par saigner le cheval au cou, on prend le sang dans une terrine, on y mêle une chopine d'eau-de-vie, et de cette composition on frotte les jambes du cheval jusqu'au-dessus du jarret. Deux heures après, mettez six pintes de bon vinaigre avec six poignées de sel dans une terrine, frottez-en les quatre jambes du cheval, chacune pendant un quart d'heure, promenez ensuite le cheval doucement l'espace d'environ une demi-heure, après cela vous le ramènerez à l'écurie et vous lui frotterez encore les jambes avec le même vinaigre et le sel ; puis mettez-lui au pied de l'huile de laurier très-chaude, de la filasse par-dessus, et enveloppez la couronne ; ensuite faites-lui avaler deux onces de bonne thériaque avec quatre onces de sel de tartre en poudre, le tout dans une pinte de vin et donnez deux heures après un lavement ainsi composé : mauve, guimauve, pariétaire, de chacun trois poignées. Faites bouillir le tout, et sur deux pintes de cette décoction, mettez deux onces de polycreste et un peu de beurre frais. Quand la décoction est tiède, on fait prendre le lavement au cheval ; il ne faut pas lui donner à manger avant qu'il l'ait rendu.

Quant au régime du cheval fourbu, on ne lui donne que du son mouillé arrosé d'eau chaude, et de la paille de froment, et pour boisson de l'eau blanche. Le foin et l'avoine lui sont contraires. On réitère l'huile de laurier de huit heures en huit heures, si le cheval n'est pas guéri. Le lendemain, on renouvelle les breuvages et les lavements, et on le promène. Si malgré ces remèdes, la fourbure tombe sur le pied, il faut donner des coups de bistouri sur la couronne qui sera enflée. Pour faire sortir les eaux rousses, y appliquer un astringent fait avec de la suie de cheminée, des blancs d'œuf et du vinaigre, et réitérer cet astringent toutes les six heures.

Après le traitement de cette maladie, il reste souvent des douleurs aux pieds qui empêchent le cheval de marcher ferme et de poser le pied plat à terre. Dans ce cas, il faut appliquer sur les pieds le remède qui suit : prenez une pinte d'eau-de-vie, trois demi-setiers de bon vinaigre, une livre d'huile de laurier ; mêlez le tout avec une suffisante quantité de farine de fèves, et faites-en une bouillie que vous ferez cuire à petit feu en la remuant toujours ; on la met bien chaude et très-cuite sur les pieds du cheval, avec de la filasse. Il faut laisser ce remède pendant deux jours et le renouveler ensuite, et tant qu'il sera nécessaire. Le mal guérira s'il n'a pas été trop négligé.

FOURCHETTE ÉCHAUFFÉE, POURRIE.

La fourchette n'est autre chose que cette corne qui forme, dans la cavité du pied, une espèce de fourche en s'avançant vers le talon. On appelle fourchette échauffée celle d'où sort une humeur noirâtre, et fourchette pourrie, la même affection parvenue au point de désorganiser cette partie du pied et d'amener l'exfoliation de la corne.

Causes. Séjour des animaux dans les lieux humides et malpropres, surtout dans l'urine et le fumier.

Traitement. Il faut placer les animaux dans des lieux secs ; dégager la fourchette des portions de corne qui retiennent la matière, et bassiner fréquemment la partie malade avec l'eau vinaigrée ou chargée d'extrait de Saturne. Ce simple traitement, aidé au besoin de l'application d'un fer à branches raccourcies, suffit ordinairement pour amener la guérison en peu de temps.

GALE.

Maladie essentiellement contagieuse accompagnée de démangeaisons qui portent l'animal à se frotter contre les corps qui l'environnent.

Symptômes. De petites pustules qui laissent échapper un liquide séreux s'agglomèrent entre elles de manière à figurer des espèces de plaques plus ou moins larges. Chez le cheval la gale se montre très-souvent à l'encolure; chez le mouton elle apparaît, le plus souvent, sur le dos.

Causes. La gale peut se développer simultanément par la malpropreté; elle se montre fréquemment chez les animaux qui travaillent beaucoup, qui ont une mauvaise nourriture, et sont exposés à toutes les intempéries.

Traitement. Un médicament peu coûteux et dont on a obtenu plusieurs fois des succès inespérés, dans le traitement de cette maladie, est formé par un mélange à parties égales de goudron et de savon vert ; on étend ce mélange sur les places galeuses ; on se sert encore à l'extérieur de la composition suivante : fleur de soufre 3 onces ; sulfate d'antimoine 4 onces ; cantharides en poudre 1 once ; euphorbe 1 once ; mêlez très-exactement et incorporez dans de la graisse de porc dans les proportions d'une partie de cette poudre pour quatre de graisse, et l'on a une pommade très-économique et d'un emploi très-facile.

Lorsque la gale est très-ancienne et très-invétérée, que la peau est devenue épaisse et écailleuse, il est bon d'agir sur l'organe cutané et de chercher à en ranimer la souplesse par des lotions émollientes faites avec des décoctions de feuilles de mauve, de violette, d'épinards. On donne en breuvage des décoctions de bourrache ou des infusions de fleurs de sureau.

On emploiera aussi utilement le breuvage dépuratif suivant : Prenez : fumeterre deux poignées ; racines de patience et d'aunée, coupées de chaque une once; faites bouillir dans deux pintes d'eau commune jusqu'à réduction d'un quart ; retirez du feu ; ajoutez sel ammoniac une once ; laissez refroidir et administrez à l'animal. Le quart de cette dose suffira pour un mouton.

GANGLION.

Tumeur dure, plus ou moins volumineuse qui se forme aux tendons des extrémités du cheval, à la suite d'une chute, d'un effort, d'une contusion. Lorsque le ganglion est assez considérable pour gêner le mouvement des tendons, il fait boiter le cheval.

Traitement. Le ganglion, lorsqu'il est récent, se guérit assez facilement, en appliquant des cataplasmes émollients de feuilles de mauve, pariétaire, etc., etc., en faisant succéder aux cataplasmes des frictions avec de l'eau-de-vie camphrée, ou avec l'essence de lavande.

Si le ganglion est ancien et fortement développé, l'application du feu peut seul offrir quelques chances de succès.

GANGRÈNE.

La gangrène est l'altération d'une partie plus ou moins considérable du corps, qui perd la sensibilité et le mouvement : c'est une mort locale.

Symptômes. Lorsque la gangrène se déclare au dehors, la peau prend une couleur livide et noirâtre, les plaies se recouvrent de chairs baveuses, de taches noires qui finissent bientôt par se réunir en s'élargissant; il en découle un pus liquide, noirâtre, infect. Les chairs putréfiées se détachent par lambeaux.

Traitement. Lorsque la gangrène se déclare, il n'y a pas un seul instant à perdre pour en arrêter le progrès. Si elle n'est encore qu'incomplète, il faut étuver fréquemment les parties gangrénées avec le chlorure de chaux ou de soude étendu d'eau, qui enlèvera à l'instant même la mauvaise odeur et arrêtera la gangrène, et recouvrir l'appareil avec des compresses imbibées de l'une ou de l'autre des liqueurs susdites. Si la sensibilité est tout à fait éteinte, il faut extirper toutes les chairs gâtées. Pour cette opération on a recours à un vétérinaire expérimenté.

GASTRO-ENTÉRITE.

C'est l'inflammation de la membrane muqueuse de l'estomac et des intestins.

Symptômes. Ils sont nombreux et variés : tantôt il y a perte d'appétit, soif vive, langue rouge aux bords et à la pointe, blanche au centre, salive rare et épaisse, pouls plein et fréquent, rougeur des yeux (fièvre inflammatoire); tantôt à ces différents symptômes se joignent la diarrhée bilieuse, la couleur jaune des yeux (fièvre bilieuse) ; parfois il y a diarrhée, faiblesse et fréquence du pouls, colique passagère, soif modérée, langue recouverte d'un enduit grisâtre et limoneux, excréments muqueux (fièvre muqueuse); d'autres fois, à ces derniers symptômes viennent s'ajouter sur la fin une faiblesse profonde, de la somnolence, une fièvre très-intense (fièvre putride), d'autres fois, enfin, la maladie se complique de convulsions, d'agitation, de fureur, de vertige (fièvre ataxique, fièvre maligne).

Causes. La chaleur humide de l'atmosphère, le séjour dans les lieux malsains, au milieu d'émanations animales ou de miasmes végétaux, la mauvaise alimentation, les travaux forcés, la suppression brusque d'un écoulement habituel, l'administration des médicaments irritants, les refroidissements subits.

Traitement. Les principaux moyens à mettre en usage sont les fortes saignées au début, les breuvages adoucissants ou acidulés ainsi composés : gomme arabique 2 onces, miel 4 onces, eau ordinaire une pinte ; on fait dissoudre la gomme et le miel et on fait boire à l'animal. *Ou bien* feuilles d'oseille une poignée, miel, 4 onces, eau 2 litres ; on fait bouillir l'oseille dans l'eau pendant quelques minutes ; on ajoute le miel, et on administre une ou deux fois. On fait usage en même temps de lavements émollients ainsi préparés : gros son de froment une jointée, deux têtes de pavot, eau une pinte ; on fait une décoction et on administre tiède. La saignée convient particulièrement au début des gastro-entérites dont l'invasion est violente, surtout lorsque l'animal est jeune, vigoureux et sanguin. Dans la variété qui a reçu le nom de *fièvre muqueuse* les saignées ont rarement besoin d'être portées aussi loin que dans les autres cas. Sur la fin du traitement, on remplace les boissons adoucissantes par les breuvages amers, tels que décoctions de chicorée sauvage, de tanaisie, de gentiane. Dans cette maladie grave il faut recourir immédiatement aux lumières d'un vétérinaire expérimenté.

GOURME.

Maladie des jeunes chevaux qui se manifeste par l'inflammation de la muqueuse des naseaux et de l'arrière-bouche, avec engorgement des glandes de la ganache ; elle attaque un peu plus tôt ou un peu plus tard tous les jeunes chevaux et se déclare ordinairement entre la deuxième année et la cinquième.

Symptômes. Quand la gourme se manifeste, il y a tristesse, dégoût, perte d'appétit, rougeur du nez, empâtement de l'auge, tuméfaction de ses ganglions, fièvre plus ou moins forte, difficulté d'avaler, quelquefois de respirer. Les naseaux jettent en abondance une humeur blanche et muqueuse. Plus tard la tuméfaction de l'auge augmente, se ramollit vers le centre, s'abcède et fournit un pus plus ou moins abondant, puis la guérison survient.

Mais l'affection n'a pas toujours cette régularité, cette bénignité ; l'inflammation peut être plus ou moins intense, et alors la tête est plus pesante, plus chaude ; il y a abattement, chaleur et bave visqueuse à la bouche, rougeur plus vive du nez et des yeux, accélération et force du pouls, chaleur de la peau, etc. Quelquefois à la suite de cet état, il survient des tumeurs dures sous la ganache, des toux rebelles, des écoulements sans fin ; mais le plus souvent la maladie parcourt régulièrement ses périodes et guérit sans laisser de traces.

Traitement. Lorsque l'affection est simple et qu'elle suit une marche régulière, il faut se garder d'en entraver le cours avec cette foule de médicaments proposés par les auteurs ; il faut au contraire laisser agir la nature et se contenter de surveiller les animaux, de les maintenir dans une température douce et égale, de diminuer leur ration, et de composer celle-ci d'aliments de facile digestion, tels que l'eau de son et la bonne paille alternée avec l'herbe fraîche s'il est possible ; il faut aussi donner quelques lavements simples, préserver du contact irritant de l'air la tuméfaction de l'auge, et l'abcès s'il s'en est formé un ; et dans ce but recouvrir la ganache d'une étoupade épaisse, par dessus laquelle on applique une peau de mouton, la laine tournée en dedans. Lorsque l'inflammation est très-forte, la diète la plus sévère est de rigueur ; on administre en outre des lavements émollients, ainsi préparés : gros son de froment, une jointée ; deux têtes de pavots ; faites bouillir dans deux pintes d'eau et administrez tiède. On expose des bains de vapeur d'eau bouillante sous la tête et le nez ; on fait aussi sous l'auge des onctions d'onguent populéum, on abreuve l'animal avec l'eau tiède miellée blanchie avec la farine d'orge ; si la respiration est laborieuse, la toux difficile et la fièvre forte, on fait quelques petites saignées, mais il ne faut pas abuser de ce moyen ; lorsque l'inflammation commence à se calmer, on établit au poitrail un séton que l'on anime fortement avec un mélange d'onguent basilicum et d'essence de térébenthine ; enfin lorsqu'il se forme un abcès sous l'auge, il faut y favoriser le développement du pus par l'application de l'onguent vésicatoire et se hâter d'ouvrir la tumeur, lorsque la fructification est prononcée.

GRAS-FONDURE.

Inflammation des intestins et spécialement de la membrane veloutée.

7.

Symptômes. Cette maladie se manifeste dans le cheval par le dégoût, l'agitation, l'inquiétude. Ses excréments sont mélangés et recouverts de glaires assez semblables à de la graisse fondue. L'animal regarde son flanc qui bat avec violence.

Causes. Cette maladie est souvent occasionnée par un exercice outré; elle peut être l'effet des purgatifs violents ou donnés à trop fortes doses.

Traitement. Il faut commencer par saigner le cheval; supprimer toute nourriture solide, lui donner des décoctions de mauve, de guimauve, de graine de lin qu'on adoucit avec du miel. On fait prendre à l'animal des lavements émollients composés : de mauve, de guimauve, de poirée, de pariétaire. Quelques-uns recommandent en lavement, comme un spécifique, le sang tout chaud d'un veau qui vient d'être égorgé. Quand les accidents commenceront à diminuer on purgera le cheval avec la préparation suivante : thériaque 64 grammes (2 onces), gentiane 32 grammes (1 once), cristal minéral 16 grammes; mettez le tout dans une bouteille de vin blanc et donnez-le au cheval.

IMMOBILITÉ.

C'est une maladie nerveuse dont les causes sont obscures et dont la nature intime n'est pas bien connue. Le cheval atteint de cette affection est lourd, inattentif à la voix du conducteur et comme absorbé par une sensation interne; il sort difficilement de cet état, même à la suite de coups qu'il paraît souvent ne pas sentir; l'animal immobile reste presque sans mouvements à la place où il se trouve : il prend du foin, le mâche, reste quelques instants sans le mâcher, et recommence ensuite cette action; sa tête est ou basse ou élevée; ses yeux sont fixes, sa vue peu certaine, ses oreilles souvent immobiles; lorsqu'il a bu il conserve fréquemment la dernière gorgée d'eau dans sa bouche sans l'avaler ni la rejeter, et il ne la laisse tomber que lorsqu'il veut prendre une bouchée d'aliments. Le cheval atteint de l'immobilité recule avec beaucoup de difficulté; souvent même il ne peut plus exécuter cette action, et si on veut l'y contraindre, il se défend, non pas par méchanceté, mais d'une manière qui indique que c'est par douleur; il tourne la tête à droite, à gauche, sans remuer le corps; il se met sur les jarrets en raidissant les membres de devant, avec lesquels il décrit des cercles en dehors, au lieu de les porter en arrière par la flexion. Ses membres restent croisés lorsqu'on les place l'un devant l'autre. Les moyens mis en usage pour combattre cette affection ont généralement été infructueux.

INDIGESTION.

On appelle ainsi tout trouble passager et subit de la digestion.

Symptômes. L'animal bâille, gratte le sol avec ses

pieds de devant, regarde son flanc, cherche à se coucher, se roule ; ses yeux sont larmoyants, sa tête est basse et souvent appuyée sur la maugeoire. Chez les chevaux, l'indigestion grave est souvent suivie de symptômes de fureur.

Causes. Usage habituel d'aliments échauffants, un repas copieux après un jeûne longtemps prolongé, impression de la grande chaleur ou d'un froid rigoureux pendant que la digestion s'opère, ingestion d'un liquide très-froid dans l'estomac, repas copieux fait avec des aliments indigestes. C'est surtout au moment où les animaux font usage d'aliments nouvellement récoltés, que les indigestions deviennent fréquentes. (*Voyez* tympanite.)

Traitement. Si l'indigestion est simple, on fait prendre à l'animal des infusions de plantes aromatiques (lavande, menthe, sauge, thym). On lui donne des lavements émollients ; si les accidents persistent, et s'il ne survient point d'évacuation il faut avoir recours au purgatif suivant : sulfate de soude, 12 onces ; eau tiède, un litre ; faites dissoudre et administrez en une fois. La promenade au pas peut souvent être fort utile.

INFLAMMATION.

Irritation d'un organe ou d'un tissu quelconque caractérisée par la *douleur*, la *rougeur* et la *tuméfaction* de la partie envahie. Ces quatre phénomènes réunis permettent de reconnaître l'inflammation ; mais, isolés, ils n'ont plus la même valeur.

Causes. Les causes de l'inflammation sont les violences extérieures, la présence de corps étrangers, l'usage habituel d'aliments trop nourrissants.

Traitement. L'inflammation est le principe du plus grand nombre des maladies ; aussi à la manifestation, chez l'animal, des premiers symptômes, doit-on se hâter de diminuer l'irritation par la diète, les boissons douces et mucilagineuses, telles que les décoctions de racines de guimauve, et par l'application de cataplasmes émollients si l'inflammation est locale et extérieure.

JAUNISSE.

Infiltration de la bile dans le tissu des diverses parties du corps. Le cheval, le bœuf, le mouton, le mulet et l'âne, sont susceptibles d'éprouver cette maladie ; mais le bœuf et le mouton y sont plus exposés.

Symptômes. L'anmalesti sant, triste, accablé ; la chaleur de la superficie du corps est considérable, la langue est très-chaude, l'animal témoigne beaucoup le désir de boire frais dans les premiers jours de la maladie, ensuite la fièvre augmente, les oreilles deviennent froides, le poil se hérisse, les yeux et les lèvres prennent une couleur jaune, les urines deviennent rougeâtres, il y a constipation et les matières rendues sont plus souvent dures et noires que fluides et jaunes.

Causes. Les causes les plus ordinaires de cette maladie sont : l'usage des eaux impures et marécageuses, la longue exposition aux ardeurs du soleil, le passage subit d'un air chaud, dans une atmosphère froide, un bain pris lorsque l'animal est encore couvert de sueur, la transpiration excessive ou une sueur tout à coup interrompue, une diarrhée suspendue par des remèdes astringents, en un mot tout ce qui peut irriter l'estomac et le foie.

Traitement. La saignée est indiquée dans les premiers instants chez le cheval jeune et robuste, cette saignée est pratiquée à la jugulaire et doit être petite. On administre dans la soirée du même jour deux ou trois lavements composés d'une décoction d'orge et de sel de nitre. On pourra faire usage pour ordinaire d'une décoction de racines d'asperges, ou de fraisiers additionnée de 30 grammes de sel de nitre et de quelques poignées de farine d'orge. Lorsque les premiers accidents sont calmés, lorsque la fièvre est totalement abattue, c'est le cas d'employer les purgatifs doux qui ont l'avantage de remédier à la constipation. On administre tous les matins, les jours où on ne le purgera pas : 15 à 30 grammes de rhubarbe en poudre délayés dans du vin blanc. La saignée est rarement indiquée pour les bêtes à cornes et pour celles à laine.

Quand la jaunisse suit une marche lente, on emploie utilement les breuvages composés de décoctions de racines de patience, de carottes ; d'infusions de fleurs de sureau additionnées d'un peu de camphre, ainsi que les lavements faits avec la décoction de racine d'aunée dans laquelle on aura mis quelques grains de sel. Lorsque cette maladie est occasionnée par la présence des vers, on se sert avec avantage de décoctions de racine d'aunée et de celle de gentiane, qu'on fait prendre à l'animal plusieurs fois par jour.

JAVART.

Tumeur phlegmoneuse qui se manifeste parfois le long des tendons du canon et du paturon ou dans le pied, ce qui donne lieu de le distinguer en javart cutané, javart tendineux, javart encorné et javart cartilagineux.

Causes. Les boues âcres, le séjour prolongé des pieds dans l'urine, l'humidité et la malpropreté, sont les causes les plus communes des javarts cutanés et tendineux ; les deux autres sont le plus souvent occasionnés par des coups, des atteintes, etc.

Traitement. Le javart cutané ne demande que des soins de propreté, et tout au plus quelques applications émollientes ; c'est une sorte de furoncle qui a son siége dans la peau et se termine par la suppuration. Il faut faire usage de cataplasmes émollients jusqu'à la chute du bourbillon et panser ensuite avec des compresses trempées dans du vin chaud. Le javart tendineux cause parfois de vives douleurs, et donne lieu à une abondante collection de pus dans les coulisses ou gaines tendineuses des articulations inférieures des membres, collection à laquelle il faut se hâter de donner issue, afin de prévenir l'exfoliation du tendon. On emploiera avec succès les applications émollientes, que l'on continuera jusqu'à ce qu'il n'y ait plus d'inflammation ; après quoi on ouvrira l'abcès, en ayant soin d'expulser toute la matière purulente ; on fera des injections d'eau tiède, et on pansera de manière à préserver la plaie du contact des corps étrangers. Le javart encorné a son siége dans le sabot, et forme parfois, au biseau de la couronne, des fistules par lesquelles la matière s'écoule : souvent aussi cette matière, au lieu de s'écouler en dehors, fuse au-dessous de la corne, la soulève, détache le sabot ou gagne même l'os du pied et dégénère en javart cartilagineux. Dans le cas où la matière se montre à la couronne, un bouton de feu appliqué sur la fistule suffit souvent pour déterminer une bonne suppuration et amener une guérison prompte ; mais quand les choses ne se passent pas ainsi, il faut se hâter de pratiquer l'opération dite du javart encorné, qui consiste à enlever la portion de corne soulevée, ainsi que les parties désorganisées, afin de faire une plaie simple que l'on pansera avec des étoupes imbibées d'eau-de-vie étendue d'eau. Dans le javart cartilagineux, il faut enlever le quartier du sabot, soulever la peau qui recouvre le cartilage sans la lacérer, emporter avec un instrument convenable tout le cartilage et même les portions de l'os du pied atteintes de la carie. Si l'opération a été bien faite, on pourra obtenir une cure complète en assez peu de temps.

LADRERIE (POURRITURE.)

Maladie particulière au cochon, caractérisée par le développement, dans le tissu cellulaire, de vers appelés cysticerques.

Symptômes. Langueur et faiblesse générale ; l'animal, loin de perdre l'appétit se montre quelquefois extrêmement vorace ; il devient triste, marche avec nonchalance, a les yeux ternes ; on remarque des points blancs à la surface de la langue, il perd ses forces et finit par mourir.

Causes. Les causes de cette affection sont peu connues ; on l'a attribuée aux habitations humides, au défaut d'exercice, de bon air et de bonne eau, à l'usage des aliments avariés, surtout du gland de chêne.

Traitement. La ladrerie n'est pas contagieuse, mais elle est incurable. La marche de cette maladie est lente, et lorsqu'elle est peu avancée aucun signe extérieur n'indique son existence, c'est seulement lorsque les vers se sont développés en grande quantité que le malade tombera dans un état de marasme qui se termine par la mort.

LIMACE.

Maladie particulière à la race bovine qui consiste dans

une affecton ulcéreuse du pied, ayant son siége entre les deux onglons.

Symptômes. Rougeur de la peau qui sépare les onglons, formation d'une crevasse, suivie bientôt de l'ulcération des tissus.

Causes. Cette maladie est produite par la malpropreté, par les graviers, les fumiers et les boues âcres qui séjournent entre les onglons.

Traitement. Lorsque l'affection est à son début, les soins de propreté, les lotions émollientes, les bains de rivière font avorter la maladie; si l'inflammation est développée, il faut avoir recours au cataplasme émollient ainsi composé : feuilles de mauve deux poignées, farine de lin une poignée, eau quantité suffisante. On fait cuire la mauve, on ajoute la farine on remue pendant quelque temps, et on l'applique chaud. Il faut continuer l'usage de ce cataplasme tant que l'inflammation persiste. Si, malgré ces moyens, les plaies deviennent ulcéreuses, il faut appeler un vétérinaire.

LUNATIQUE.

On appelle ainsi le cheval qui est sujet à une fluxion sur un ou sur les deux yeux, dont le retour périodique lui obscurcit tellement la vue, qu'il n'en voit aucunement pendant des jours entiers.

Symptômes. Les yeux se couvrent d'un nuage obscur ; les paupières gonflées, rouges, sont presque toujours fermées.

Causes. Abondance d'humeurs, excès de travail, coups donnés sur la tête.

Traitement. Dans cette maladie le cheval finit par perdre la vue au bout d'un certain nombre de retours périodiques. Il faut aussitôt que la maladie se déclare laisser reposer le cheval, lui retirer les aliments échauffants, établir des sétons à la partie snpérieure de l'encolure, recourir aux boissons rafraîchissantes, telle que la décoction de laitue blanche; aux lavements émollients composés de décoctions de mauve, de guimauve ou de graines de lin; aux purgatifs doux, et laver les yeux du cheval avec la préparation suivante: prenez iris de Florence en poudre, une cuillérée; sucre candi même quantité; eau commune un litre.

MALADIES DES VOLAILLES

Une des branches les plus importantes et les plus dignes d'intérêt de l'économie agricole, c'est l'éducation et la conservation de la volaille. Nous allons donc consacrer à ce sujet quelques détails que nous empruntons au *Cours complet d'Agriculture du* XIXe *siècle* ; c'est, à notre avis, le résumé le plus complet des précautions à prendre pour préserver les oiseaux de basse-cour des maladies auxquelles ils sont exposés, et des remèdes qu'on peut leur appliquer avec succès quand elles se sont déclarées.

Préservatif des maladies des volailles.

C'est dans les années froides et humides qu'il périt un plus grand nombre de petits, que leur éducation, par conséquent, devient plus difficile. Il s'agit alors dans ces années là de les garantir, autant qu'il est possible, de l'influence de l'atmosphère, en les tenant plus longtemps enfermés dans l'endroit où ils passent la première quinzaine de leur naissance, en les nourrissant d'aliments propres à échauffer et à fortifier, tels que le chénevis, le sarrasin, l'avoine, la mie de pain trempée dans du vin, associés avec des œufs durcis. Si l'année pèche, au contraire, par une sècheresse jointe à de vives chaleurs, la volaille est exposée aux maladies inflammatoires ; il faut retrancher alors toute nourriture échauffante, donner une plus grande quantité de relâchants, comme racines, laitues, choux, poirée, son bouilli dans l'eau, lait pur ou caillé.

La bonne éducation des oiseaux de basse-cour prescrit : chaleur, manger, repos, propreté. On voit en effet, que dès que les nouveau-nés ont pris leur nourriture, ils courent sous l'aile de leur mère, ils y dorment, et la chaleur qu'elle leur communique hâte la digestion : c'est une véritable couvaison.

Lorsque les couvées sont tardives et que la saison ne favorise pas encore leur succès, les petits qui en naissent sont exposés à un plus grand nombre d'accidents ; les oies, entre autres, et plus souvent les canards, qui éclosent en juillet, sont sujets à avoir des crampes qui souvent les font périr, si on ne redouble pas d'attention pour rendre ces accidents moins funestes.

Mais, en tenant les oiseaux dans un endroit chaud, il faut cependant prendre garde qu'il soit assez aéré ; car on sait que le défaut d'air les rend galeux et les étouffe. On peut les garantir d'autres accidents en ne les laissant sortir que quand la saison est favorable, en les obligeant, par la nourriture qu'on leur jette de temps en temps près du gîte, à ne pas trop s'en écarter, en renouvelant souvent leur eau, et leur administrant du sel qui leur peut être aussi utile qu'aux autres animaux domestiques. Au reste, il y a dans la volaille des états particuliers qui, sans être regardés comme des maladies, ne demandent pas moins quelques soins pour en arrêter les suites. Si une jeune poule passe trop promptement à la graisse, il faut diminuer sa nourriture, la rendre moins substantielle. Celles qui gloussent trop souvent, mangent ou cassent leurs œufs, étouffent leurs petits, doivent être sur-le-champ engraissées ou tuées ; elles ne peuvent rapporter aucun profit à la maison.

Au reste, les maladies qui affectent les oiseaux de basse-cour sont à peu près les mêmes pour tous les individus, et les remèdes prescrits peuvent leur être appliqués avec un succès égal, quand on saura les varier et les modifier selon les circonstances ; mais toutes les fois qu'il s'agit d'un traitement, la première chose à faire c'est de séparer les oiseaux malades, et de les mettre sous des mues, dans une chambre qu'on peut regarder comme l'infirmerie : cette précaution est utile, non-seulement pour empêcher la maladie de se communiquer, mais elle favorise encore l'administration du régime, sans quoi les remèdes ou la nourriture appropriée seraient pris par la volaille en santé.

Il faut prendre garde aux limaces et aux sauterelles dont les dindons sont fort avides, et qui, quand ils en mangent à discrétion, leur causent le flux de ventre dont ils meurent.

Lorsqu'on remarque chez un oiseau un vice de conformation ou de caractère, quelque bizarrerie de la nature, il faut s'en défaire plutôt que d'essayer de le corriger ; c'est presque toujours un mal incurable. Aussi les poules qui ont de grands ergots, grattent et appellent à la manière des coqs ; celles qui sont acariâtres, farouches, et se laissent difficilement toucher, qui pondent rarement et couvent mal ou abandonnent leurs couvées, perdent, cassent ou mangent leurs œufs, doivent être réformées, ainsi que les poules trop grasses et celles qui sont vieilles : les premières, à raison de leur embonpoint, donnent rarement des œufs, encore sont-ils sans coquille ; les autres, reconnaissables en ce qu'elles ont la crète et les pattes rudes au toucher, ne pondent plus. On soumettra la plupart à l'engrais.

Les coqs muets et les poules bavardes ne sont pas non plus dignes de figurer dans la basse-cour, il faut les réformer après les avoir engraissés de la manière que nous l'avons déjà proposé ; comme aussi les poules qui chantent : elles ne coûtent que des frais à la maison sans rapport.

Un fléau redoutable pour les oisons, ce sont de petits

insectes qui se mettent dans leurs oreilles, les naseaux, qui les fatiguent et les épuisent ; alors ils marchent les ailes pendantes et secouent la tête. Le secours proposé par tous les agronomes, c'est de présenter à ces oiseaux, au retour des champs, de l'orge au fond d'un vase rempli d'eau claire ; pour le manger ils sont obligés de plonger la tête dans l'eau, ce qui force les insectes de fuir et d'abandonner leur proie.

Les poux, les puces et d'autres insectes particuliers tourmentent les volailles au point de les empêcher d'élever leurs petits et de les faire périr.

Quand on laisse croupir les ordures dans leur demeure, ils sont souvent en si grande quantité, qu'on ne peut parvenir à leur destruction totale ; il n'y a pas d'autres moyens que de les changer d'habitation et de nid, et de les plonger dans une forte décoction de tabac et de tanaisie, et d'autres plantes amères, à un degré de chaleur qui ne puisse pas les incommoder.

Il existe dans les alentours des habitations, quelques plantes préjudiciables à la santé des oiseaux de basse-cour, et qui sont même pour eux un véritable poison, telles que la jusquiame, la grande digitale et la ciguë ; l'oison est très-avide de cette dernière. A peine en a-t-il avalé un brin, qu'il étend les ailes, entre en convulsions et meurt ; la jusquiame est également pour lui et pour les canards un poison. Ces plantes devraient être indiquées aux conducteurs de troupeaux pour les arracher partout où ils les mènent paître ; elles ne sont pas assez multipliées pour qu'il soit si difficile d'en délivrer le canton pour le salut de toute la volaille.

On sait que l'instinct des poules les porte à avaler de petites pierres ou de petits cailloux pour hâter et préparer leur digestion ; mais il arrive souvent que, rencontrant du verre, des fragments d'écaille, etc., elles les avalent comme des corps durs.

La faculté que ces fragments ont d'irriter et de couper produit des effets funestes sur l'organisation de la volaille. Ces raisons doivent déterminer les cultivateurs à ne pas souffrir que parmi les débris de la cuisine que l'on jette sur le fumier, il se trouve des matières de cette nature.

La pluie est le plus mortel ennemi des poussins dindes ; s'ils en ont été atteints, il faut les essuyer les uns après les autres et leur souffler du vin chaud sur le dos et sur les ailes ; le grand soleil et les brouillards leur occasionnent des accidents dont il convient de les préserver.

La vesce, les pois carrés, l'ers, sont un poison pour les poussins dindes, et si, dans leur pâtée, on fait entrer une surabondance de laitues, l'usage immodéré de cette plante les relâche ; aucun remède ne les garantit de la mort. Il faut donc s'attacher à leur administrer de préférence des herbes aromatiques plus propres à les échauffer qu'à les rafraîchir.

Nous allons présenter le tableau des maladies qui affectent le plus fréquemment les volailles, et l'indication des remèdes à employer à leur traitement.

Mue.

Cette crise périodique, commune à tous les oiseaux, leur est plus ou moins funeste; elle ne dure chez le canard qu'une nuit; mais elle affecte particulièrement les poulets. Alors ils sont tristes, mornes; les plumes se hérissent; ils secouent souvent de côté et d'autre celles de leur ventre pour les faire tomber, et les tirent avec leur bec en se grattant la peau; ils mangent peu. Quelques-uns en meurent, particulièrement les tardifs. Elle est, pour le pigeon de volière, qui ne peut se livrer à toute l'activité à laquelle la nature l'avait destiné, une maladie aussi cruelle que l'est, pour d'autres animaux, la détention.

Si la mue survient dans la saison chaude, elle est moins préjudiciable que dans les temps froids; il faut faire jucher de bonne heure les oiseaux qui en sont affectés, ne pas les laisser sortir trop matin, les tenir même renfermés dans un endroit chaud quand il pleut, les mieux nourrir qu'à l'ordinaire; leur donner du chénevis, du sarrasin, de la mie de pain trempée dans du vin, éviter surtout cette mauvaise pratique d'arroser leurs plumes avec du vin et de l'eau tiède, ou qu'on souffle sur eux, parce que c'est encore les refroidir, et augmenter l'état humide auquel il convient plutôt de les soustraire.

Pépie.

Cette maladie affecte les poules communes, les poules d'Inde et les pintades, mais plus fréquemment les premières. Le bout de la langue alors se durcit et forme cette espèce d'écaille qu'on nomme la pépie, pendant laquelle les volailles ne peuvent ni boire ni manger; il en périt un grand nombre. Les canards, les oies et les pigeons n'y paraissent pas sujets. Quelques faits prouvent que cet état n'est dû ni à la privation de l'eau ni à l'état corrompu de ce fluide, comme on le prétend. On a vu des poules communes et des dindes avoir la pépie, quoiqu'elles n'eussent jamais manqué d'eau, ou n'en être pas attaquées en buvant des eaux épaisses de mares, même dans une saison fort chaude.

Il est important d'observer à temps les oiseaux attaqués de la pépie parce qu'alors le remède en est plus facile et plus certain. La fille de basse-cour doit prendre l'animal malade en assujettissant le corps et les pattes, et appuyer le pouce gauche à un angle du bec et l'index à l'autre ; elle ouvre le bec par ce moyen, et gratte avec l'ongle ou une aiguille la pellicule raccornie, qu'elle mouille ensuite avec du lait, après quoi elle enferme l'animal sous une mue, et ne lui permet l'usage des aliments et des boissons qu'une demi-heure après l'opération.

Goutte.

Il est facile de juger que les poules ont cette maladie par leurs plumes hérissées, lorsque leurs pattes sont roides, quelquefois enflées, et qu'elles ne peuvent se soutenir sur les juchoirs. Si les dindons couchent dans un lieu froid ou trop humide, les articulations de leurs pattes s'engourdissent, à peine peuvent-ils les plier. Dès que les dindonneaux se trouvent surpris par une pluie froide, ils restent sans mouvement.

Le remède à cette maladie est d'éloigner toutes les causes d'humidité du poulailler, de changer de demeure les goutteux, d'empêcher qu'ils ne marchent dans leur fiente, de frotter les cuisses avec du beurre frais, de laver les pattes et les doigts des dindonneaux avec du vin chaud, d'ouvrir le bec de ceux qui sont immobiles, d'y souffler de l'air, de les envelopper de linges chauds, et lorsqu'ils reprennent des forces, de leur faire avaler un peu de vin : les uns et les autres guérissent aisément dans tous ces cas.

Épilepsie, Mâl caduc, Vertige.

Le premier accès de cette maladie est quelquefois mortel, le sang se porte à la tête en trop grande abondance.

Cette maladie rend les poules lourdes, immobiles, les maigrit extrêmement et les jette souvent dans les convulsions violentes. Les oies sont aussi exposées à des vertiges qui les font tourner quelque temps sur elles-mêmes, et elles meurent si elles ne sont pas secourues à temps ; le remède est de saigner l'oiseau avec une épingle ou une aiguille, en perçant une veine assez apparente située sous la peau qui sépare les ongles, ou à la veine de dessous l'aile. Un autre moyen proposé, c'est de leur rogner les ongles, de les arroser souvent de vin, et de bien se garder de les mettre à l'usage du chénevis, mais bien à celui de l'orge bouilli et de quelques plantes rafraîchissantes, comme la laitue et la bette. Quelques fermières prétendent que les grains trop nouveaux (le seigle, par exemple), quoique parvenus à leur parfaite maturité, déterminent chez les volailles la pléthore sanguine, leur portent quelquefois à la tête, et leur donnent toutes les apparences de l'épilepsie.

Gale.

Les couveuses y sont encore plus sujettes parce qu'elles n'ont plus de quoi se vautrer. Il est facile de voir que les poules en sont affectées par le désordre de leurs plumes, qui tombent hors le temps de la mue, et par leur état triste et languissant. Une dissolution de savon noir dans deux pintes d'eau, ou bien une forte décoction de camomille puante et de tabac, à laquelle on ajoute 6 à 7 grammes de sel, appliquée chaude à l'extérieur, comme lotion ou comme bain, pendant quelques jours de suite, opère la guérison; mais il faut exposer l'oiseau devant le feu ou au soleil pour qu'il sèche.

Tumeur.

Les dindes, quoique de la famille des gallinacées, sont exposées à des affections particulières auxquelles leur constitution sanguine les assujettit à toutes les époques de la vie. Leur corps se couvre de boutons qu'on a comparés au claveau des moutons; mais on a remarqué que cette maladie n'avait aucun des caractères distinctifs qui appartiennent à cette éruption contagieuse. Comme elle est assez ordinairement meurtrière lorsque l'engorgement est à la tête, il faut sacrifier l'animal, ou séparer la tête, le reste est bon à manger; en faire autant pour l'oie qui y est également sujette. Ces boutons, semblables à ceux de la petite vérole, sont si communs dans certaines parties de l'Italie que, dans une volière de mille pigeons, à peine en trouve-t-on un centième qui n'en soit pas attaqué; cette maladie donne rarement la mort à plus du vingtième. Lorsque les tumeurs sont à d'autres parties, il faut les brûler avec un fer rouge; et si elles sont dans l'intérieur de la bouche, les laver avec un pinceau trempé dans du vinaigre, dans lequel on a fait dissoudre un peu de vitriol bleu (sulfate de cuivre), dont on se sert également pour les aphthes ou ulcères

qui attaquent les bords du bec des poules ; on frotte l'ulcère trois ou quatre fois par jour, ce qui suffit pour déterminer la guérison.

Quand les poules paraissent mélancoliques, regardez-
les au croupion ; s'il s'y forme à son extrémité une petite
tumeur douloureuse, qu'on l'ouvre avec un instrument
tranchant ; on favorise l'écoulement du pus en pressant
la tumeur avec les doigts, et on lave la plaie avec de
l'eau-de-vie et de l'eau tiède. Souvent il se trouve sur
cette partie deux ou trois plumes dont le tuyau est rempli de sang ; leur extraction rend bientôt à l'animal la
force et la santé.

Constipation, Diarrhée.

Parfois les volailles sont constipées ou ont le dévoiement. Pour le dernier, c'est de les réchauffer par du vin
dans un endroit abrité ; pour la constipation, c'est de
plumer le fondement et de frictionner le tour du croupion avec un peu d'huile.

La jeune volaille a encore trois maladies que l'on peut
comparer à la dentition des enfants : la première, c'est
lorsque les plumes de la queue commencent à pousser ;
la seconde, dès que la crète se montre ; la troisième enfin,
c'est la poussée du rouge aux dindonneaux. Ces maladies sont un effort que fait la nature pour perfectionner
les organes et le sexe de l'animal. Les oiseaux sont tristes,
languissants, mangent peu ; c'est véritablement pour

eux un temps critique à passer : les soins alors ne sauraient être trop multipliés.

Les oiseaux de basse-cour sont encore exposés à des ophthalmies qui leur font perdre la vue, à des catarrhes, à des fluxions, à la rupture des pattes, à la langueur, à la phthisie. Ces différents états les réduisent à ne plus être d'une grande utilité. Ce serait en vain qu'on les soumettrait aux traitements curatifs indiqués dans tous les livres, ils sont nuls. Le seul parti qu'on doit prendre, c'est de porter à la cuisine ceux qui peuvent encore y être admis, et de ne les apprêter qu'après avoir séparé et lavé avec un peu de vinaigre la partie affectée. Au reste, le plus sûr moyen de prévenir et de diminuer les maladies de la volaille consiste, comme nous l'avons déjà dit, à maintenir dans leur demeure une certaine propreté, à y renouveler l'air et la litière.

MALADIES DES CHIENS.

Les chiens sont sujets à diverses maladies. Ce qu'on appelle habituellement *la maladie des chiens* est une espèce de catarrhe qui leur est particulier et qui les affecte dans leur jeune âge.

Symptômes. Elle se manifeste par la privation de l'appétit suivie d'un amaigrissement sensible, par un écoulement muqueux par les naseaux, accompagné de fièvre, de toux et d'enchifrènement.

Traitement. On emploie les émollients pour cal-

mer l'inflammation, puis de légers vomitifs et des purgatifs doux. L'huile de ricin et le sulfate de soude sont les
purgatifs à préférer. Un remède vulgaire consiste à faire
avaler au malade une pincée de sel de cuisine qui provoque des vomissements et guérit quelquefois en peu de
temps.

Gale.

La gale très-opiniâtre chez le chien, produit souvent
sur cet animal des effets terribles. Elle se manifeste soit
par un amas de boutons milliaires rougeâtres, sur les
parties dénudées de poils, soit par des écailles sèches
et grisâtres ayant leur siége entre les poils et qui se
maintient plus particulièrement sur le dos.

Traitement. Savon vert 200 grammes, sulfate de
potasse 50 grammes, on réduit en poudre fine le sulfate
de potasse et on l'incorpore par trituration, dans le savon
vert. *Ou bien* : savon noir 150 grammes, sulfate de potasse liquide 50 grammes, graisse 200 grammes, mêlez
et enduisez une fois par jour avec *ce liniment* les parties
affectées.

Vers.

Le chien est assujetti à une foule d'affections vermineuses.

Traitement. Huile de ricin 30 grammes, jaune
d'œuf 1, bouillon 10 grammes; mêlez et administrez.

Rage.

Traitement : feuilles de mouron rouge deux poignées, faites-les infuser dans deux litres d'eau et passez, ajoutez-y ensuite carbonate d'ammoniaque 10 grammes. Ce breuvage doit être donné trois fois dans le courant de la journée à la même dose.

Dartres et affections de la peau.

Traitement. Extrait de douce amère 10 gr., sulfate d'antimoine 5 gr., pour faire 30 pilules. La dose est de 9 à 10 pilules par jour qu'on fait prendre dans du beurre.

Goître.

Traitement. Onguent contre le goître des chiens. Calomelas 1 gramme, onguent vésicatoire, graisse 20 grammes, mêlez, faites des frictions chaque jour avec gros comme une noisette de cet onguent, après avoir hisé le poil.

Cancer.

Traitement. Pilules contre le cancer du chien. Extrait de ciguë 2 grammes, éponge torréfiée 5 grammes, faites vingt pilules. La dose est d'une à deux chaque matin.

MALADIE DE SOLOGNE (MALADIE ROUGE, MAL ROUGE).

Cette maladie est particulière aux bêtes à laine, on la voit ordinairement paraître au mois de mai; elle est dans toute sa force au mois de juin, et elle s'éteint insensiblement à la fin de juillet.

Symptômes. Tristesse, dégoût, lenteur dans la marche, yeux larmoyants et ternes. La bouche est livide, les naseaux sont bouchés par une matière épaisse, les urines coulent lentement. Les animaux sont très-faibles, ils boivent abondamment, et il sort de leur bouche une bave écumeuse.

Causes. Cette maladie est enzootique en Sologne.

Traitement. On recommande comme traitement principalement les toniques, les décoctions de sureau, de sauge, d'hysope, de menthe pouliot, mais cette affection est souvent mortelle; il faut s'attacher surtout à suivre un bon régime alimentaire, et à maintenir les étables dans un état parfait de salubrité, il importe surtout de soustraire les moutons à l'action de l'humidité.

MAL DES BOIS (MAL DE BROU).

On donne ce nom à une maladie que les herbivores gagnent lorsqu'on les laisse paître dans les bois pendant certaine saison.

Symptômes. Chaleur et sécheresse de la bouche, constipation, difficulté d'uriner, rougeur des yeux, diminution de lait, soif inextinguible, appétit souvent diminué.

Causes. Le nom de cette maladie indique assez la cause qui tient à l'effet que produisent sur les organes digestifs, les jeunes bourgeons que dévorent les animaux dans les bois au moment de la pousse ; parmi ces productions végétales celles de chêne et de frêne passent pour être les plus nuisibles.

Traitement. Il faut saigner les animaux jusqu'à ce que les symptômes inflammatoires aient disparu, leur donner des lavements émollients et des gargarismes avec l'eau vinaigrée et le miel, et leur administrer des breuvages adoucissants ainsi composés : orge ordinaire 8 onces, eau 10 pintes, miel une livre ; on fait bouillir l'orge dans une petite quantité d'eau que l'on jette, et que l'on remplace par 10 pintes que l'on fait bouillir de nouveau, on retire du feu et on ajoute le miel. *Ou bien :* eau blanchie par le son 8 pintes, miel 8 onces, vinaigre 4 onces. On peut encore faire usage du breuvage ci-après : feuilles d'oseille 2 poignées. miel 4 onces, eau 2 litres. On fait bouillir l'oseille pendant quelques minutes, on tire à clair et l'on ajoute le miel. On soumettra les animaux à la diète et à de fréquents bouchonnements. S'il survient un peu de mieux, on peut appliquer un ou deux sétons au poitrail et donner au malade quelques aliments de facile digestion, tels que les pommes de terre et autres racines cuites et broyées.

MAL DE CERF (TÉTANOS).

Cette maladie est une espèce de contraction qui tient le corps raide dans toute son étendue, mais particulièrement le cou et la mâchoire. De sorte que le cheval ne peut manger, et est autant en danger de mourir de faim que de son mal. L'animal est frappé d'une immobilité générale ou partielle et finit par tomber comme une masse.

Causes. La castration, les grandes plaies, l'exposition aux vents frais, aux pluies, aux orages; l'immersion dans une eau très-froide lorsque les animaux ont chaud; les blessures des nerfs, leur ligature à la suite d'une opération, etc.

Traitement. Le mal de cerf est une de ces maladies cruelles qui font le désespoir des vétérinaires, et dont la terminaison quoi qu'on fasse, est presque toujours mortelle. Cependant on a pensé que les petites saignées répétées avec modération, les fomentations émollientes sur les parties attaquées, les frictions d'huile camphrée, les vésicatoires aux fesses, peuvent avoir de bons effets. Si les mâchoires ne sont pas tellement serrées qu'il soit possible de faire avaler, on administre les purgatifs suivants : aloès en poudre 1 once, sulfate de soude 4 onces, miel 6 onces, mêlez et faites avaler le matin à jeun. *Ou bien :* sulfate de soude 12 onces, eau tiède une pinte, faites dissoudre le sel et administrez en une fois.

MALANDRES.

On appelle ainsi une crevasse qui se forme au pli des genoux, d'où découle une humeur âcre qui corrode la peau. Le mal est long à guérir à raison du mouvement de l'articulation qui l'irrite sans cesse et qui empêche la réunion de ses parties.

Traitement. Après avoir bien nettoyé la plaie avec des lotions émollientes, on emploie l'onguent astringent indiqué au traitement des crevasses. (*Voyez* crevasses.)

MAL D'OREILLE.

Il survient quelquefois dans l'intérieur de l'oreille, par suite d'un coup, ou sans causes apparentes, une tumeur qui obstrue le conduit auditif. Il faut la percer à sa maturité, et injecter dans la plaie du vin chaud ou toute autre liqueur propre à la nettoyer ou cicatriser promptement.

MAL DE TAUPE.

C'est une tumeur qui se manifeste sur le sommet de l'encolure du cheval, ou sur le sommet de la tête même.

Symptômes. Ils se reconnaissent aux signes communs aux autres tumeurs phlegmoneuses.

Causes. Le mal de taupe peut être occasionné par des coups sur la tête, par des frottements réitérés, par des pressions considérables.

Traitement. Il faut d'abord tenter la résolution par les cataplasmes émollients, par l'onguent basilicum ou par des embrocations salines alcoolisées; mais si le mal fait des progrès au lieu de diminuer, ou que l'on s'aperçoive que ces parties sont fortement meurtries, il faut se hâter de provoquer la formation de l'abcès au moyen des maturatifs, et en pratiquer l'ouverture aussitôt qu'il sera mûr; ensuite faire des injections d'eau-de-vie affaiblie, et terminer le traitement comme celui d'une plaie ordinaire.

MORVE.

On donne ce nom à une maladie du cheval qui se manifeste par l'engorgement des ganglions lymphatiques de l'auge.

Symptômes. Cette maladie se reconnaît à un écoulement qui se fait par les naseaux d'une humeur visqueuse, tantôt blanche, tantôt rousse, d'autrefois jaune et verdâtre. On remarque communément que dans la morve des chevaux l'écoulement se fait par un des naseaux, rarement par les deux.

Causes. Plusieurs vétérinaires regardent la morve comme héréditaire, mais ce point de doctrine est encore douteux. Toutes les irritations souvent renouvelées de l'appareil de la respiration, toutes leurs causes susceptibles d'appauvrir le sang, telles que les mauvais fourrages, les fatigues excessives, le mauvais régime longtemps continué, l'influence de l'air vicié des écuries malsaines, et humides, etc., peuvent occasionner cette maladie.

Traitement. Tout le monde sait que la morve est considérée comme une maladie incurable. Cependant quand le mal n'est parvenu qu'à son premier degré, on peut essayer le traitement suivant : Nourriture substantielle composée principalement de carottes, orge écrasée, paille hachée, avoine, eau blanche pour boisson, soins minutieux de propreté, fumigations émollientes, puis astringentes dans les narines, etc. La morve est regardée presque généralement comme contagieuse, il est prudent d'isoler les chevaux morveux ou suspectés de l'être.

MAUX DE REINS.

Un coup, une chute, une charge trop pesante, peuvent occasionner un effort de reins.

Traitement. Il convient de saigner préalablement le cheval, de lui ôter toute nourriture échauffante, de lui donner quelques lavements. Un sachet de plantes émollientes (mauve, guimauve, pariétaire) placé sur les reins, calmera les fortes douleurs. On pourra le remplacer sur la fin de la maladie, par des cataplasmes fortifiants composés de sauge, thym, romarin, bouillis dans le vin.

MAUX D'YEUX ou OPHTHALMIE.

On appelle ainsi toutes les affections inflammatoires du globe de l'œil.

Symptômes. Gonflement des paupières, rougeur de la conjonctive, larmoiement.

Causes. Présence d'un corps étranger entre les paupières et le globe de l'œil, chute, contusion, blessures, âcreté d'humeur, une trop grande abondance de sang; elle est produite par l'action de l'air lorsqu'il est vicié par des miasmes, lorsqu'il est trop chaud ou trop froid relativement au genre de vie de l'animal, ou lorsqu'il passe brusquement de l'un de ces états à l'état opposé.

Traitement. Prenez : iris de Florence en poudre fine, sucre candi, eau-de-vie, de chaque quatre cuillérées, vitriol blanc deux gros, mêlez le tout dans quatre pintes d'eau de fontaine, lavez l'œil avec une éponge, de trois heures en trois heures, jusqu'à ce que vous voyiez un amendement ; vous continuez de six en six heures si le mal diminue, et, enfin, employez la préparation suivante qui est plus simple : une cuillérée de racine d'iris de Florence et autant de sucre candi dans une pinte d'eau.

On joindra aux moyens ci-dessus, la saignée quand la gravité des symptômes l'exigera.

MORSURES DES BÊTES VENIMEUSES.

Les animaux sont exposés, surtout à la campagne, à être mordus ou piqués par d'autres animaux ou par des insectes plus ou moins venimeux.

Symptômes. Le mal s'annonce d'abord par une tuméfaction douloureuse, accompagnée d'une inflammation quelquefois assez considérable pour causer une véritable fièvre.

Traitement. Dès que l'on s'aperçoit qu'un cheval, un bœuf, etc., ont été mordus ou piqués par un animal suspect, ou piqués par un insecte venimeux, il faut laver de suite la partie avec de l'eau de savon tiède ; examiner s'il est resté un dard dans la piqûre afin de l'arracher, frotter ensuite les parties environnantes avec un mélange d'alcali volatil et d'huile, les recouvrir d'un cataplasme de feuilles de rue pilées avec de l'huile, et s'il survient un abcès le traiter à l'ordinaire, donner quelque breuvage fait avec des infusions de bourrache, de bardane, de fumeterre, de menthe; tenir le ventre libre, et terminer, s'il est nécessaire, par une ou deux purgations.

Si la morsure a été faite par un animal enragé, il faut brûler la plaie avec un fer rouge, et la recouvrir d'un cataplasme d'ail pilé, jusqu'à ce qu'elle soit arrivée à la suppuration, les remplacer alors par des cataplasmes émollients.

MUGUET DES AGNEAUX.

On donne ce nom à une espèce de chancre ou inflammation de la bouche, fréquente chez les veaux et les agneaux.

Symptômes. Éruption milliaire sur les gencives, la face interne des joues, la langue, l'arrière-bouche; les agneaux se trouvent souvent dans l'impossibilité de téter.

Traitement. On remédie à cette affection par des gargarismes adoucissants d'abord, et ensuite par des gargarismes toniques. M. Tessier conseille de faire un mélange de poivre, de sel et de vinaigre et de cautériser fortement la bouche et les lèvres de l'agneau avec un pinceau trempé dans ce mélange. Ce remède procure ordinairement la guérison. Il est nécessaire de faire avaler du lait à ces jeunes agneaux, afin de les empêcher de mourir de faim.

NOIR-MUSEAU (VIVROGNE).

On appelle ainsi une maladie commune aux bêtes à laine, ayant de l'analogie avec les dartres et se développant sur le museau, d'où elle s'étend jusqu'aux oreilles.

Symptômes. On les reconnaît à des croûtes brunes plus ou moins larges qui se manifestent sur le museau.

Causes. Cette maladie peut être occasionnée par des blessures que se font les animaux sur cette partie de la tête, en passant parmi les chaumes, les ronces, les épines, les pierres; par la malpropreté et la chaleur des bergeries; les poux et la gale contribuent encore à son développement. Les agneaux en sont atteints quand le pis de leur mère est rempli de saletés.

Traitement. Le traitement du noir-museau est semblable à celui des dartres. (*Voyez* dartres.)

PIÉTIN.

Maladie contagieuse particulière au mouton et qui consiste dans l'inflammation du tissu réticulaire de la partie supérieure et interne de l'onglon. Cette maladie est très-négligée dans les campagnes; aussi produit-elle une grande mortalité.

Symptômes. Ils présentent trois périodes : 1° désunion de la paroi, rougeur, léger suintement, boiterie quelques jours après l'invasion ; 2° ulcération, suintement fétide, abcès, déformation de l'ongle ; 3° décollement d'une grande partie de l'ongle, chute de la corne, carie des os, marasme, mort.

Causes. Le séjour dans les écuries malsaines, le froid, les litières imprégnées d'urine et d'excréments, les boues âcres, sont, dit-on, les causes du piétin. Quand une bête est attaquée dans un troupeau, il est rare que l'affection ne s'étende pas à d'autres bêtes.

Traitement. On enlève la portion de corne détachée et les chairs filandreuses, et l'on cautérise l'ulcère, soit au moyen de l'acide nitrique (eau forte), soit avec le sulfate de cuivre (vitriol bleu) réduit en poudre très-fine et appliqué sur la partie qu'on aura, auparavant, mouillée avec de la salive ou de l'eau. L'opération doit être faite aussitôt qu'on s'aperçoit de l'existence du piétin ; de cette manière on empêche les progrès de cette affection, et l'on obtient une guérison radicale. Si l'on attend trop tard, les désordres deviennent considérables et requièrent une opération plus grave et plus minutieuse.

M. Jamet indique comme un remède efficace à la maladie du *piétin* dont sont attaqués les moutons, l'emploi du chlorure d'oxyde de sodium ; il suffit d'introduire dans la fourchette du pied malade, un peu d'étoupes trempées dans le chlorure pur, et de laver, pendant quelques jours, la plaie avec du chlorure étendu d'eau ;

il faut aussi laver les rateliers, enlever les fumiers, et arroser les bergeries avec de l'eau chlorurée.

PISSEMENT DE SANG (HÉMATURIE).

Sortie par les voies urinaires d'un sang plus ou moins pur, plus ou moins foncé en couleur et venant des reins ou de la vessie. Cette maladie est plus ou moins dangereuse selon la quantité de sang que l'animal perd, et selon les autres circonstances qui l'accompagnent. Cette affection n'est quelquefois que le symptôme d'une maladie. Le cheval et le bœuf y sont plus sujets que les autres animaux.

Symptômes. Tristesse, diminution de l'appétit et de la sécrétion du lait, constipation, sortie fréquente d'une urine d'abord jaune-rougeâtre, puis tout à fait sanguinolente.

Causes. Le pissement de sang peut être occasionné par des chutes, des coups, des efforts; il peut être également ment dû à des ulcères et à des érosions dans la vessie, à une pierre dans les reins, à des purgatifs violents, à des remèdes trop irritants. Les bestiaux qui vont pâturer dans les bois où ils mangent des jeunes pousses de chêne, sont fréquemment atteints du pissement de sang.

Traitement. Le repos, la diète, l'eau blanche nitrée, les lavements simples et quelques boissons préparées avec des infusions de fleurs ou de racines de guimauve, suffisent ordinairement pour le dissiper. Mais si l'irritation est forte, il faut administrer en abondance les breuvages et les lavements de graine de lin, et avoir recours aux saignées. On pourra faire prendre à l'animal la préparation suivante : racine de guimauve 6 onces ; réglisse une demi-once ; faites bouillir dans cinq pintes d'eau jusqu'à réduction de moitié ; passez ; faites fondre dans cette décoction : gomme arabique 4 onces ; nitre purifié une once ; on en donnera une demi-bouteille quatre ou cinq fois par jour.

PLEURÉSIE (PLEURITE).

On nomme ainsi une maladie qui consiste dans l'inflammation de la plèvre, c'est-à-dire de la membrane séreuse qui tapisse la cavité de la poitrine, et qui se replie sur les poumons.

Symptômes. Dès le début, on remarque un abattement général du sujet, des frissons généraux accompagnés de légères coliques, un trouble de la respiration qui devient de plus en plus pénible. Quand la pleurésie est bien déclarée, on remarque une toux sèche, petite et comme avortée. L'animal ne se couche pas ; il témoigne une grande sensibilité sur la surface des côtés.

Causes. La pleurésie aiguë est quelquefois la suite des affections des poumons ; le plus souvent elle est produite par les refroidissements subits, les boissons très-froides lorsque l'animal a chaud, ou en un mot tout ce qui peut produire ce qu'on nomme une *sueur rentrée*.

Traitement. On commence par une large saignée générale; immédiatement après on applique un fort cataplasme de farine de moutarde sur les côtes des parois inférieures de la poitrine, ces régions étant préalablement rasées et frictionnées avec du vinaigre chaud. Au bout de deux heures, on donne de nombreux coups de lancette ou de bistouri dans l'engorgement qui résulte de cette application, et on expose la partie à la vapeur d'eau bouillante, afin d'obtenir un abondant écoulement de sang. Cela fait, on réapplique le sinapisme chaud et on réitère les coups de lancette et, par conséquent, les saignées locales tant que l'exige l'état du malade; puis on remplace les sinapismes par des cataplasmes de farine de lin. On fait prendre à l'animal le breuvage suivant: orge ordinaire 250 grammes (8 onces), eau commune 10 litres, miel une livre; faites bouillir l'orge dans une petite quantité d'eau que vous jetterez, et que vous remplacerez par 10 litres; faites bouillir de nouveau, puis retirez du feu et ajoutez le miel.

Ces moyens sont secondés par une diète sévère, les bouchonnements pour rappeler la transpiration.

PLAIE.

On donne le nom de plaie à toute solution de continuité faite aux parties molles. On appelle *piqûres*, celles faites avec un instrument piquant; *coupures et incisions*, celles faites par des instruments tranchants; *plaies con-*

tuses, celles faites par des instruments contondants ; *plaies venimeuses*, celles qui résultent de la piqûre ou de la morsure de quelque animal venimeux ; *déchirures* ou plaies par déchirement, celles qui ont été produites par une traction violente.

Traitement. Il faut commencer par raser le poil ; presser les bords de la plaie pour faire sortir le sang caillé ; laver la partie avec de l'eau additionnée d'eau-de-vie, d'eau vulnéraire ou avec une décoction émolliente tiède, s'il y a inflammation ; enlever avec soin la terre et tous les corps étrangers.

Les plaies superficielles ne demandent qu'à être cicatrisées le plus promptement possible ; il suffit pour cela de l'étuver avec du vin chaud miellé, ou avec des lotions résolutives ainsi préparées : prenez de l'eau de fontaine ou de rivière ; faites-y fondre du sel de cuisine autant qu'elle en pourra dissoudre ; ajoutez 123 grammes d'eau-de-vie camphrée ; agitez ce mélange et lotionnez.

Pour les plaies causées par un instrument tranchant qui n'a fait que diviser les chairs, il faut rapprocher les bords le plus exactement possible et les maintenir.

Il n'en est pas de même des plaies qui pénètrent très-avant dans les chairs ; dans ce cas la suppuration est nécessaire. On les panse avec des plumasseaux enduits d'onguent suppuratif qu'on recouvre d'un cataplasme émollient, si les environs de la plaie sont enflammés ou que la suppuration ait de la peine à s'établir.

Les plaies composées, ainsi que celles des jointures, sont dangereuses et exigent les soins d'un homme habile.

POMMELIÈRE (PHTHISIE PULMONAIRE DES VACHES).

C'est une inflammation lente et chronique du poumon qui affecte les vaches laitières et surtout celles qui sont élevées à l'étable.

Symptômes. Toux générale et rauque; la sécrétion du lait diminue; il y a frisson, sensibilité de la poitrine; puis la maladie faisant des progrès, il s'écoule par les naseaux une humeur limpide et quelquefois sanguinolente.

Causes. On attribue généralement cette maladie à l'influence des étables basses, humides, chargées de vapeurs et de miasmes, privées de lumière et de bon air, et encombrées de fumier.

Traitement. Une fois la pommelière développée, il est presque impossible d'en arrêter le progrès. La salubrité des étables, des précautions pour éviter les transitions brusques du chaud au froid, sont les moyens préservatifs à mettre en usage.

POURRITURE

CACHEXIE AQUEUSE, FOIE POURRI, GANACHE, GOITRE, JAUNISSE.

Maladie qui affecte principalement les bêtes à laine et qui souvent cause de grands ravages dans les troupeaux : elle est assez commune dans les pays humides.

Symptômes. Lorsque cette maladie commence à atteindre l'animal, elle se manifeste par de la tristesse, de l'abattement, le dégoût des aliments, la cessation de la rumination. Si l'on néglige ces premiers symptômes, ils acquièrent bientôt de l'intensité, les yeux et la bouche pâlissent et se décolorent, l'abondance du suint diminue, la laine se sèche et se détache facilement, la langue est enduite d'une excrétion blanche et limoneuse, il y a constipation, soif ardente et inextinguible ; enfin quand la maladie est très-avancée, on sent, le soir, sous la ganache de l'animal, une tumeur que les bergers désignent sous les noms de *goulée, bourse, bouteille.* Cette tumeur se dissipe le matin, parce que pendant la nuit, l'animal n'a pas eu, comme pendant le jour, la tête penchée vers la terre.

Causes. C'est à l'influence du fluide aqueux qu'il faut attribuer la cause de cette maladie ; ainsi elle est déterminée par les pâturages humides, marécageux, par des rosées et des brouillards au milieu desquels les troupeaux paissent ou sont parqués, par des plantes aquatiques, par celles qui ont été submergées, par les foins et les pailles rouillés. Il faut ajouter à ces causes, comme pouvant au moins les aggraver, le défaut de nourriture suffisante, le peu d'air des habitations ou la mauvaise qualité de celui qui y circule. Il n'est pas vrai que certaines plantes, telles que les espèces de renonculées qui portent le nom de *douves* fassent naître la pourriture.

Traitement. La pourriture ne peut être guérie lorsqu'elle est arrivée à un certain degré. On ne peut donc que prévenir le mal ou le guérir que quand il commence à paraître. Pour cela on évite ou on éloigne toutes les causes qui le font naître. Mais si la maladie se montre, on met du fer dans la boisson des bêtes à laine ; on leur fait boire des décoctions aromatiques de feuilles de sauge, de lavande, d'hysope, de thym, de baies de genièvre ; on leur donne quelques cuillérées de vin. Le sel produit encore d'heureux effets. On fait avec les plantes ci-dessus des petits paquets qu'on suspend dans les étables et qui servent aux animaux de masticatoires qu'ils recherchent avec avidité. Les décoctions de plantes amères, comme la gentiane, la petite centaurée, la chicorée sauvage, peuvent aussi être employées avec succès. Mais une nourriture sèche et de bonne qualité convient par-dessus toute chose.

POUSSE.

La pousse est aux chevaux ce que l'asthme est aux hommes ; cette maladie est une grande difficulté de respirer provenant de quelque embarras des poumons. Cette affection est longue et difficile à guérir ; cependant quand elle ne fait que commencer, on peut en venir à bout, parce que l'ulcère ne se forme pas d'abord. La pousse confirmée est une maladie incurable.

Symptômes. Gêne dans la respiration, battement irrégulier des flancs, toux sèche, rougeur dans les yeux, écoulement de matières puantes et infectes par les naseaux.

Causes. Cette maladie peut être héréditaire ; mais

elle provient communément de violents efforts, d'un travail pénible après un repas copieux, de l'usage immodéré du foin, d'aliments échauffants et de vieux sainfoin ou de foin poudreux.

Traitement. Lorsque la maladie ne fait que commencer, on peut en arrêter le progrès en donnant peu de foin au cheval et en le nourrissant principalement de paille d'avoine, d'eau blanchie avec la farine de seigle. On le met à l'usage des délayants et des béchiques, tels que le petit lait, les décoctions de mauve, de guimauve, de bouillon blanc, de fleurs de pas-d'âne et de lierre terrestre; des vulnéraires, tels que l'hysope, les bains de genièvre, la gomme aromatique, la térébenthine; des lavements émollients et des sétons à la poitrine. On fait encore usage de la préparation suivante : réglisse, fleur de soufre, baies de laurier, anis vert et sucre candi, de chaque, 125 grammes; faites de tout une poudre fine pour donner au cheval, 130 grammes (4 once) le matin et autant le soir.

RAGE.

De toutes les maladies auxquelles sont sujets les animaux celle qui inspire le plus de crainte, de répugnance et d'alarmes, c'est la rage. Il n'est point de maladie sur laquelle il y ait plus de préjugés et d'erreurs. On dit, on répète journellement dans les campagnes, que la morsure d'un animal enragé est sans remède, et d'après une idée désespérante on abandonne les animaux ; cependant la morsure n'est pas la rage et il est facile de prévenir tous les accidents.

Symptômes. Le cheval qui a contracté cette terrible maladie, mord sa mangeoire, cherche à mordre tout ce qui l'approche, ses yeux sont enflammés, sa bouche écumante ; il refuse la nourriture et surtout la boisson. Le bœuf pousse des hurlements plaintifs, cherche à frapper de ses cornes et à se jeter sur les animaux et les personnes qu'il rencontre. Chez les bêtes à laine, la rage se reconnaît à la marche chancelante, à la tristesse, à l'excitation vénérienne chez les moutons.

Traitement. préservaif. Lorsqu'un animal a été mordu par un carnivore enragé, ou soupçonné tel, on devra, à l'instant même, presser la blessure dans tous les sens afin de faire sortir le sang et la bave. On lavera cette blessure soit avec de l'alcali volatil étendu d'eau, soit avec de l'eau de lessive, de l'eau de savon, de l'eau de chaux ou de l'eau salée et à défaut avec de l'eau pure et même de l'urine ; puis on fera chauffer à blanc un morceau de fer que l'on appliquera profondément sur la blessure. A défaut de fer rouge, il ne faudrait pas hésiter, si l'on peut immédiatement, à se servir de la poudre à tirer, d'amadou, de linge menu, de coton imprégné d'alcool que l'on ferait brûler sur la plaie.

Tous ces moyens, bien employés, suffiront pour écarter toute espèce de danger.

REINS (INFLAMMATION DES).

Cette maladie peut attaquer tous les quadrupèdes domestiques ; elle se rencontre souvent chez le cheval et le bœuf.

Symptômes. La région des reins est chaude et sensible ; le train de derrière faible et disloqué ; l'animal éprouve de fréquentes envies d'uriner et se crampe souvent pour les satisfaire et ne rend que quelques gouttes de mucosités sanguinolentes ; il trépigne des pieds de derrière, regarde ses flancs avec inquiétude.

Causes. Secousses violentes imprimées à cet organe par des efforts exécutés pour entraîner une voiture ; usage de certains aliments âcres, tels que gousses de genêt, des jeunes pousses de frêne et d'arbres résineux, la suppression brusque de la transpiration, inflammation de la vessie.

Traitement. Il importe de faire avorter l'inflammation, par des saignées copieuses ; il convient en même temps de n'administrer des boissons qu'avec réserve pour ne pas obliger les reins à un travail de sécrétion qui ne ferait qu'augmenter leur inflammation ; il faut tromper la soif des animaux en leur montrant de temps à autre, une petite quantité de boisson fraîche et acidulée.

L'animal doit être mis à la diète, placé dans un endroit chaud et sec ; on doit lui mettre des couvertures, lui administrer fréquemment des lavements faits avec des décoctions de racine de guimauve ou de graine de lin, lui placer des cataplasmes émollients sur les reins et les tenir constamment humides en les arrosant avec une décoction de racine de guimauve. Quand l'inflammation a diminué, on peut faire sur les reins, des lotions d'huile tiède camphrée.

RÉTENTION D'URINE.

On appelle ainsi une maladie dans laquelle l'urine s'accumule dans la vessie.

Symptômes. Le cheval ainsi affecté se crampe souvent, l'urine ne coule qu'avec peine, il fait des efforts inutiles et paraît éprouver des coliques, ses yeux sont fixes et hagards.

Causes. Cette maladie provient d'une inflammation de la vessie, elle peut être déterminée par la suppresssion de la sueur, l'impression subite de l'eau froide, l'animal ayant chaud, l'usage des mauvaises eaux pour boisson.

Traitement. On met le cheval à la diète, on lui donne du son mouillé et de la paille pour toute nourriture et, pour boisson, des décoctions de graines de lin, de guimauve, de mauve, auxquels on peut associer un peu de sel de nitre et on fera prendre au cheval des lavements ainsi composés : mauve, guimauve, pariétaire, violette, chicorée sauvage, de chacun une poignée ; faites bouillir le tout dans trois chopines d'eau, faites dissoudre dans cette décoction 2 onces d'esprit de térébenthine et 6 gros de sel végétal. On peut piler des têtes d'ail mêlées avec de l'huile d'olive, on bat le tout pour former un onguent dont on frottera les parties génitales du cheval. Quelquefois on a recours à l'introduction d'une sonde dans le canal de l'urêtre ; l'assistance d'un vétérinaire dans cette opération est indispensable.

RHUME DE CERVEAU

CORYZA, MORFONDURE, MORFONDEMENT ET ENCHIFRÉNEMENT

On appelle ainsi l'inflammation de la membrane muqueuse du nez, avec écoulement par les naseaux. Le rhume de cerveau ou coryza peut attaquer tous les quadrupèdes domestiques, mais c'est le cheval qui y est le plus exposé. Il se développe surtout au printemps et pendant l'automne, alors que les changements de température sont fréquents.

Symptômes. Le cheval atteint du coryza est d'abord un peu triste et nonchalant dans ses allures ; sa peau est sèche ; la membrane du nez est plus rouge qu'à l'ordinaire. Il y a d'abord diminution de l'humeur qui humecte habituellement cette membrane. Cette humeur devient ensuite plus abondante et tombe goutte à goutte.

Causes. La cause la plus ordinaire de cette maladie est le refroidissement de la peau, par l'influence de l'humidité froide, ou par le passage d'une température élevée à une autre fraîche et surtout humide, principalement si l'animal se trouve exposé à cette dernière immédiatement après avoir eu chaud, comme après la course, le travail, ou à la sortie d'une écurie, étable ou bergerie très-chaude et peu aérée.

Traitement. Le rhume de cerveau, chez le cheval, est presque toujours une maladie légère. Il suffit ordinairement de ne plus l'exposer au froid humide, de le placer à l'abri des courants d'air, à une température douce, de le bouchonner fréquemment, de le couvrir avec soin, de lui présenter de l'eau blanche tiède, de diminuer un peu sa nourriture et de faire dans les narines quelques fumigations d'eau de mauve tiède. Quand l'inflammation est fortement développée, quand il y a fièvre, rougeur de la bouche, il faut saigner le cheval, le mettre à la diète, lui donner des lavements émollients et lui faire prendre le breuvage suivant : faites bouillir 60 grammes de racine de guimauve, 30 grammes de graine de lin, 30 grammes de racine de réglisse dans deux litres d'eau, ajoutez 125 grammes de miel. Quand le coryza est devenu chronique, il n'est pas aussi facile de le faire passer. Il se manifeste par l'écoulement nasal, avec disparition des symptômes inflammatoires. On s'est servi avec avantage des fumigations aromatiques faites avec des baies de genièvre qu'on fait brûler sur des pelles rougies au feu, dont on dirige la vapeur dans le nez de l'animal.

RHUME DE POITRINE.

On appelle ainsi l'inflammation de la membrane muqueuse des bronches. Cette affection est nommée vulgairement : *bronchite, catarrhe pulmonaire, morfondure, angine de poitrine.*

Symptômes. L'animal paraît triste et dégoûté; il jette par les naseaux une matière âcre, gluante, blanche ou verte, la respiration s'embarrasse. Tous ces symptômes sont accompagnés d'une toux plus ou moins forte, sèche et fréquente au commencement de la maladie, puis moins fréquente et plus grasse.

Causes. Les causes les plus ordinaires du rhume de poitrine sont le passage subit du chaud au froid, l'impression d'une boisson froide, les animaux étant en sueur, en un mot, tout ce qui peut arrêter la transpiration.

Traitement. Au début de la maladie, suspendre le travail de l'animal, le placer dans une écurie où il soit à l'abri du froid ; le couvrir avec une bonne couverture de laine, lui faire de fréquents bouchonnements, lui faire prendre tous les matins un breuvage ainsi composé : poudre de réglisse, poudre de guimauve, de chaque **2** onces, miel de bonne qualité, 8 onces ; mêlez et faites prendre à l'animal. Si la toux est forte et fatigante, il faut la calmer au moyen du breuvage suivant : gomme arabique **2** onces, miel **4** onces, eau commune une pinte ; faites dissoudre la gomme et le miel dans l'eau, ou bien faites prendre des décoctions de graine de lin, de guimauve ou de réglisse, auxquelles vous ajoutez une ou deux têtes de pavot pour leur communiquer des propriétés calmantes.

Si le rhume est accompagné de fièvre, on saignera le cheval à la jugulaire. Un ou deux sétons au poitrail pourront hâter la guérison.

Sur la fin du traitement, on remplacera les breuvages adoucissants par la boisson tonique suivante : prenez, sous-carbonate de fer 1 once, poudre de gentiane 1 once, eau commune une pinte; mêlez le tout et administrez le matin à jeun.

SANG DE RATE.

Cette affection, encore nommée *maladie de sang*, attaque plus particulièrement les bêtes à laine et quelquefois les bêtes à cornes ; elle exerce plus particulièrement ses ravages pendant l'été.

Symptômes. L'animal s'arrête tout à coup de manger, paraît étourdi, chancelant, bat des flancs ; ses urines sont roussâtres ; il reste en arrière du troupeau, respire vite et péniblement, sa vue s'égare ; il rejette un sang écumeux par les narines, tombe à la renverse, agite convulsivement les quatre membres et expire après cinq, dix, quinze ou vingt minutes.

Causes. Les causes de cette affection sont dues particulièrement à une nourriture trop abondante et trop substantielle, à la sécheresse et à la chaleur de l'atmosphère.

Traitement. Tout traitement curatif est inutile ; on ne peut guère recourir qu'à la saignée au début. On ne peut donc user que des moyens préservatifs. Pour prévenir le sang de rate, il importe de visiter souvent les animaux, de soigner ceux qui paraissent avoir trop de sang, de donner une nourriture régulière et moins abondante.

SEIME.

La seime est une fente dans le quartier du sabot, laquelle s'étend depuis la couronne jusqu'au fer.

Causes. Cet accident est causé par l'aridité de la couronne qui s'est desséchée, ou pour avoir marché sur des sables brûlants ou sur un terrain durci par la gelée. Cette affection que quelques-uns appellent *soie*, arrive plus fréquemment aux mulets qu'aux chevaux.

Traitement. Quand la seime est récente, il suffit quelquefois de tenir le pied gras pour la faire disparaître. Mais si l'affection est grave, il faut avoir recours à un vétérinaire habile. Le meilleur moyen de prévenir les seimes, c'est de graisser les pieds dont la corne est sèche et cassante, et d'empêcher les maréchaux de râper la corne en ferrant.

SQUIRRHE.

Tumeur plus ou moins grosse, dure, insensible, sans chaleur, qui peut survenir à toutes les parties du corps des animaux, mais plus habituellement aux testicules, aux mamelles, à la matrice, à l'anus, au cœur, au foie.

Causes. Le squirrhe est produit par la terminaison

d'une inflammation quelconque qui n'a pu se résoudre ni suppurer ; par l'application inconsidérée de remèdes répercussifs sur les organes glanduleux enflammés ; par des violences extrêmes capables de produire une inflammation légère ; il peut encore résulter du séjour dans une atmosphère humide et froide, et d'une mauvaise nourriture.

Traitement. Le premier soin que l'on doit avoir lorsque l'on entreprend le traitement d'un squirrhe, consiste à déterminer s'il est ou non susceptible de résolution. Quand cette tumeur est récente, petite et peu douloureuse, lorsqu'elle cède à la pression du doigt, on emploie les émollients, les relâchants, tels que les cataplasmes de farine de lin, l'eau de guimauve, l'évaporation de l'eau chaude ; ensuite, quand le squirrhe commence à se ramollir, on remplace les émollients par les résolutifs, tels que la farine de fèves de marais et celle de lin cuites dans une décoction de fleurs de sureau, de camomille, de mélilot. On administrera en même temps à l'intérieur des breuvages apéritifs faits avec des décoctions de racines de bardane, de gentiane, de chiendent, de sommités de saponaire, et si l'on jugeait convenable d'employer des topiques plus actifs, il faudrait avoir recours aux lotions de sel marin, de sel ammoniac, à l'onguent mercuriel dont on continuera l'usage pendant longtemps. Si malgré ce traitement la tumeur conservait encore sa consistance et son volume, il ne restera plus d'autre espoir que d'enlever le squirrhe avec l'instrument tranchant ; dans ce cas, il est bon d'avoir recours à un vétérinaire.

TESTICULES (INFLAMMATION DES).

Cette maladie peut attaquer tous les animaux, mais elle se montre plus fréquemment chez les gros chevaux de trait.

Symptômes. Elle se reconnaît à l'engorgement qui se manifeste aux testicules, à la chaleur et à la sensibilité de ces parties, à la tension des bourses, à la difficulté de la marche, à l'écartement des membres de derrière et à la roideur des reins. Quand l'inflammation est très-intense, le pouls devient dur et fréquent, l'animal perd l'appétit, s'agite, et paraît éprouver des douleurs abdominales très-vives.

Causes. Elles sont occasionnées ordinairement par des coups, des contusions, des compressions, des frottements, des efforts violents, des travaux difficiles et pénibles, etc.

Traitement. Les saignées au cou ou bien au plat de la cuisse, l'application des sangsues aux testicules, si l'on a à faire à un petit animal, les lotions émollientes sur ces parties; l'application de cataplasmes adoucissants, un repos absolu, un régime sévère, des boissons d'eau blanchies légèrement nitrées, des lavements émollients, tels sont les moyens à mettre en usage. Si le testicule devient dur, on a recours aux frictions résolutives ainsi composées :

Essence de lavande 4 onces, huile de laurier 4 onces,

camphre 2 gros. Dissolvez le camphre dans l'essence; ajoutez l'huile et frictionnez.

TOURNIS (TOURNOIEMENT, VERTIGE).

Maladie particulière aux bêtes à laine; les bêtes à cornes sont aussi exposées à cette maladie.

Symptômes. L'animal a une marche incertaine et chancelante; tantôt il devance le troupeau, tantôt il semble le suivre avec peine, ou bien il le quitte et se perd; il tourne d'un seul côté, tombe, se relève et retombe encore.

Causes. Une grande obscurité règne encore sur les causes de cette affection; cependant on l'attribue généralement à la présence d'un ver dans le cerveau.

Traitement. Bien des moyens ont été proposés, sans succès, pour le traitement du tournis. Le seul moyen de guérison à tenter dans cette maladie consiste dans l'extraction du ver à l'aide du trépan. Les propriétaires préfèrent vendre les bêtes sur lesquelles on observe les premiers symptômes; leur viande est aussi bonne que celle des animaux sains; plus tard, le dépérissement empêcherait d'en tirer un aussi bon parti.

Pour prévenir les moutons du tournis, il suffit souvent de leur faire boire de l'eau ferrée. On prépare cette eau en mettant une suffisante quantité de vieux morceaux de fer et de clous dans l'eau.

TOUX.

Le cheval qui tousse ne doit pas pour cela être condamné poussif : la toux n'est pas une maladie proprement dite, mais un symptôme commun à toutes les maladies dans lesquelles les organes de la respiration se trouvent intéressés. Si l'on négligeait moins ce mal, il y aurait moins de pousse et de courbatures.

Symptômes. La toux, pour peu qu'elle soit forte, ne va guère sans la fièvre ; elle est d'abord sèche, l'animal est oppressé.

Causes. La toux est, pour l'ordinaire, l'effet d'une humeur qui se jette sur les poumons ; elle vient quelquefois après avoir mangé du foin poudreux, ou lorsque le cheval, après avoir eu chaud, est mis dans un endroit froid.

Traitement. La toux simple exige l'emploi de médicaments adoucissants et calmants, tels que les boissons tièdes et miellées blanchies avec la farine d'orge, les décoctions légères de mauve, de guimauve, de bouillon-blanc. On mettra le cheval à la diète, et, chaque fois qu'on lui donnera à manger, on fixera dans la mangeoire, un seau dans lequel on mettra de l'eau d'orge adoucie avec du miel. Une heure avant son repas, on lui fera avaler une infusion de menthe acidulée avec une décoction de feuilles et de fruits d'épine-vinette. L'animal sera tenu chaudement. Un autre moyen de délivrer le cheval de la toux, est de lui faire respirer, plusieurs fois par jour, la vapeur de décoctions de plantes émollientes, telles que celles de sureau ou de camomille, de feuilles d'hysope et de lierre terrestre. On en remplira un vase au-dessus duquel on tient la tête du cheval couverte d'un linge double.

Si la toux est opiniâtre, prenez 120 grammes de fleur de soufre, 120 grammes de réglisse fraîche, quelques figues grasses, 120 grammes de sucre candi, 64 grammes d'anis et 64 grammes de laurier en poudre; prenez le blanc et le jaune de deux œufs et mêlez-y 64 grammes du mélange de ces poudres avec 32 grammes de thériaque et suffisante quantité d'huile d'olive pour faire un opiat; ajoutez-y la grosseur d'une noix de goudron; délayez cet opiat dans une chopine de vin et faites-le avaler au cheval; réitérez de deux jours l'un jusqu'à ce que la livre de ces poudres soit employée (1).

Poudres contre la toux. Prenez, racine de guimauve, de gentiane de chacune 120 grammes (4 onces), réglisse 400 grammes; bouillon-blanc, chardon bénit, de chacun 120 grammes; fleur de soufre 130 grammes, anis et cannelle, de chacun 60 grammes; faites sécher le tout à l'ombre, et pilez-le en poudre grasse, mêlez le tout et conservez pour le besoin.

---

(1) La réglisse pilée, la graine de chénevis, le pas-d'âne haché le tout donné dans l'avoine, guérit la toux.

TRANCHÉES.

Les tranchées sont aux chevaux ce que les coliques sont aux hommes, elles se manifestent par un tiraillement des intestins accompagné de mouvements convulsifs. Les tranchées sont divisées en plusieurs classes : tranchées de froid, d'indigestion, de vents, d'échauffements, de vers, tranchées inflammatoires ou tranchées rouges.

Symptômes. Le cheval s'agite, se débat, se roule, frappe la terre de son pied, fait quelques efforts inutiles pour fienter ou uriner ; il cherche sans cesse à se coucher et à se relever.

Traitement. Il faut commencer le traitement par la diète et donner au cheval des boissons et des lavements adoucissants pour débarrasser les intestins. Si les tranchées proviennent d'indigestion, il faut donner au cheval des lavements de savon jusqu'à ce que des évacuations copieuses s'ensuivent.

Après ces évacuations, on donne dans une chopine d'eau-de-vie, une once de thériaque délayée, on couvre le cheval et on le promène.

Si les tranchées proviennent de refroidissement, il faut couvrir le cheval et lui faire boire une bouteille de vin chaud miellé, ou de l'eau blanche chaude dans laquelle on mettra 125 grammes (4 onces) de teinture de valériane composée.

Si au bout de quelques instants les accidents augmentent au lieu de diminuer, il faut saigner le cheval, lui retirer les aliments, le mettre à l'usage de l'eau blanche chaude et aux lavements de graine de lin et de têtes de pavots auxquels on ajoute 200 grammes environ d'huile de noix ou de lin.

Si les tranchées proviennent d'échauffement, ce qui est facile à reconnaître à l'état de constipation qui les a précédées, on emploie l'eau blanche en abondance et les lavements de graines de lin additionnés d'huile et de sel de Glauber. Si ces moyens ne réussissent pas, il faudra recourir aux purgatifs.

Si les tranchées proviennent de la difficulté d'uriner, prenez un verre d'huile d'amandes douces, deux onces de thériaque, une once de cristal minéral et deux onces d'essence de genièvre, mêlez le tout et faites avaler au cheval.

Si les tranchées proviennent des vents, prenez 2 pintes de vin rouge dans lesquels vous mettrez 6 grosses figues hachées menu, 2 onces d'anis, quatre poignées de rue coupée menu ; passez et ajoutez un peu d'huile. Dans ce cas on pourra aussi donner 62 grammes de teinture de valériane, dans une décoction émolliente miellée. Si l'animal est sujet aux rechutes, il faudra le soumettre au meilleur régime, et le mettre pendant quelque temps à l'usage des cordiaux stomachiques, tels que la poudre d'aunée, la gentiane, etc.

Si les tranchées proviennent des vers, on fera prendre des boissons vermifuges (*Voyez* vers) et trois heures après ce breuvage, on donnera au cheval le lavement qui suit :

2 litres de lait ou de bouillon de tripes avec une demi livre de miel, six jaunes d'œufs et 125 grammes de sucre; mêlez le tout ensemble.

Il est un remède qu'on devrait toujours avoir en réserve dans les établissements où il y a plusieurs chevaux de trait ; le voici. Prenez : un litre d'eau-de-vie, ajoutez-y 4 onces d'extrait de nitre; faites-y infuser 3 onces de gingembre en morceaux et 3 onces de clous de girofle qu'on y laisse, bien que le liquide seul doive être administré; au bout de huit jours le médicament est prêt, mettez la bouteille de côté de manière à pouvoir la trouver à tout instant. La dose à employer est de six onces dans un litre de lait ou d'eau chaude, toutes les quinze ou vingt minutes jusqu'à guérison.

TRANCHÉE ROUGE

(COLIQUE ROUGE, ENTÉRITE, COLIQUE DE SANG).

Inflammation aiguë des intestins. Cette maladie est extrêmement grave chez les animaux; elle se déclare fréquemment chez les chevaux.

Symptômes. L'animal éprouve des douleurs de ventre des plus violentes; il ne peut plus manger : il s'agite continuellement ; il frappe du pied, gratte le sol, regarde son ventre, se couche et se relève précipitamment, s'étend sur le côté, se place sur le dos, les quatre membres en l'air. La respiration est fréquente, les yeux sont hagards, le corps se couvre de sueur.

Causes. Les causes de cette maladie sont : la mauvaise alimentation, l'usage des foins nouveaux ou mal récoltés, le séjour dans les lieux malsains, l'administration de médicaments irritants, l'eau froide et crue nouvellement tirée du puits qu'on laisse prendre à discrétion et tout d'un trait aux chevaux qui ont chaud et dont la sueur a été excitée par une course rapide ou un travail fatigant.

Traitement. La première chose à faire, c'est une forte saignée au cou qu'il est presque toujours nécessaire de répéter plusieurs fois.

On donnera pour breuvage l'une ou l'autre des préparations suivantes : fleurs de bouillon-blanc 2 onces ; racine de guimauve 4 onces, eau 2 pintes. Faites bouillir, et faites avaler tiède. *Ou bien* : gomme arabique 2 onces, miel 4 onces, eau commune une pinte ; faites dissoudre la gomme et le miel dans l'eau, administrez au cheval, et renouvelez au besoin.

Ou bien: feuilles d'oseille 2 poignées, miel 4 onces, eau 2 litres. On parvient à calmer les douleurs au moyen des breuvages émollients ci-dessus et des lavements ainsi composés : gros son une jointée, 2 têtes de pavot et 2 pintes d'eau ; faites bouillir le tout et administrez tiède.

Sur la fin du traitement on remplace les boissons adoucissantes par les breuvages amers (décoctions de chicorée sauvage, de tanaisie, de gentiane).

TRANSPIRATION ARRÊTÉE.

La transition subite de l'état de sueur au froid, des boissons froides administrées aux animaux pendant qu'ils ont chaud, leur exposition prolongée à l'air et au vent, sont autant de causes capables de supprimer chez eux promptement la transpiration et d'occasionner les plus fréquentes de leurs maladies. On ne saurait prendre trop de précaution pour en prévenir les suites. Lors donc qu'un animal sera dans ce cas, il faudra lui faire avaler de suite une once de thériaque mêlée dans une bouteille de vin, s'il n'y a aucun signe d'inflammation; le bouchonner fortement, le bien couvrir, et lui donner de suite de l'eau blanche chaude.

TUMEUR.

Nom donné à toute éminence d'un certain volume, développée dans une partie quelconque du corps. Les abcès, le furoncle, les cancers sont des tumeurs.

TYMPANITE (INDIGESTION GAZEUSE).

Gonflement de l'abdomen produit par le développement de gaz dans le tube digestif. Cette maladie est ainsi nommée parce qu'elle développe une telle tension dans le ventre, que les parois résonnent comme un tambour quand on les frappe. Elle est commune chez les bêtes bovines et ovines.

Causes. Cette affection est produite par le dégagement des gaz; elle est, le plus souvent, le résultat de l'usage des aliments chargés d'humidité, de rosée, l'ingestion d'une grande quantité de trèfle ou de luzerne récemment fauchés ou consommés sur pied.

Traitement. Aussitôt que cette maladie se manifeste, ses progrès sont si prompts, qu'on ne saurait trop se hâter d'y porter remède. On emploie les breuvages d'eau salée, d'eau de savon, de lessive de cendre, d'eau de choux; par ces moyens une tympanite légère se dissipe : dans les cas plus graves, on fait usage avec succès, de l'ammoniaque (alcali volatil), à la dose de 30 à 60 gr. pour les bœufs, donnée dans de l'eau froide; à la dose de 20 à 30 gouttes pour les moutons. L'éther est aussi recommandé, mais à forte dose. La présence d'un vétérinaire est souvent nécessaire dans cette maladie.

On a employé avec avantage, le remède populaire suivant :

On administre au malade un mélange par parties égales d'eau-de-vie et d'huile d'olive. Deux verres à liqueur de chacune de ces substances suffisent pour triompher de la tympanite.

VERS.

On donne ce nom à des êtres parasites doués d'une vie propre, se développant dans l'intérieur des animaux et ne pouvant ni se propager ni vivre hors des corps vivants qui leur ont été assignés comme domicile.

Symptômes. *Chez le cheval,* il y a lieu de présumer qu'il y a des vers quand il est morne et triste, qu'il maigrit peu à peu quoiqu'il mange beaucoup, quand il est sujet à des tranchées auxquelles on ne peut assigner aucune autre cause commune, quand il frotte sa queue et la regarde comme s'il voulait montrer le lieu et la source de sa douleur.

Chez les bêtes à cornes, la présence des vers intestinaux est indiquée par les mêmes phénomènes : ce sont toujours des coliques, des douleurs d'entrailles, le manque d'appétit ou les appétits voraces, la tristesse, le dépérissement et par dessus tout la sortie des vers.

Chez les bêtes à laine, il est toujours difficile de constater l'existence des vers intestinaux ; cette maladie est souvent caractérisée par de mauvaises digestions. L'animal est faible, marche lentement, s'éloigne volontiers du troupeau, et maigrit d'une manière sensible.

Chez le cochon, la présence des vers intestinaux occasionne un grand état de maigreur, provoque une toux forte, rend leurs excréments tantôt liquides, tantôt épais, et, dans l'un et l'autre cas, mal digérés ; les vers déterminent aussi des accès de coliques, état que le porc annonce par de l'inquiétude, des cris, des allées et venues indéterminées.

Les *chiens* affectés de vers sont tristes et abattus; leur poil est sec, hérissé, terne et sale, principalement sur les reins et le haut des épaules.

Causes. Les habitations froides et humides, la corruption des aliments qui ne se digèrent point dans l'estomac des chevaux, donnent lieu au développement et à la génération des vers.

Traitement. Il faut avoir recours aux médicaments propres soit à tuer les vers, soit à les expulser. Les poudres et les décoctions d'absinthe, de rue, de gentiane, de valériane, de mousse de Corse, la rhubarbe, la gomme gutte, le mercure doux, sont d'excellents vermifuges. Chacune de ces substances peut être employée seule ou combinée avec une ou plusieurs autres.

Quelques vétérinaires font prendre aux animaux, pendant trois ou quatre jours, 32 grammes de poix résine. Ce médicament a, en outre, l'avantage de leur rendre l'appétit lorsqu'ils l'ont perdu. Quand les bêtes sont tourmentées par les vers, on peut leur faire avaler le breuvage suivant : On prend une poignée de tiges d'absinthe ou d'armoise: on les met infuser dans un litre d'eau bouillante; au bout d'une demi heure on prend l'eau de l'infusion et on y fait fondre 64 grammes (2 onces) de sel gris, 32 grammes de savon blanc râpé et 64 grammes de miel.

M. Jamet indique l'emploi interne de l'aloès pour la guérison des affections vermineuses dont la bête à laine est atteinte : on mêle 15 gr. de poudre d'aloès avec de la farine et de l'eau, de manière à en faire une pâte épaisse, qu'on introduit dans la bouche du sujet attaqué.

CHAPITRE III.

BOTANIQUE USUELLE.

PLANTES EMPLOYÉES EN MÉDECINE VÉTÉRINAIRE.

ABSINTHE. L'absinthe est une plante qui croît dans presque tous les climats. Cette plante est excitante et tonique; elle excite l'appétit, rend la digestion plus facile, accélère la circulation; on l'emploie dans les maladies du canal digestif, provenant de faiblesse, dans les diarrhées rebelles. On la donne en infusion (1 poignée par 2 litres d'eau) dans la cachexie des moutons et pour favoriser les digestions.

AIL. L'ail est cultivé dans tous les jardins potagers : c'est un stimulant efficace que la médecine vétérinaire emploie peu et qui cependant est digne d'intérêt. 100 grammes d'ail écrasé mélangé à un litre de vin blanc constitue une boisson stimulante antiputride qu'on peut administrer au cheval et au bœuf. L'ail haché mêlé aux aliments peut être très-utile pour stimuler l'appétit des animaux.

ANGÉLIQUE. Cette plante est cultivée dans les jardins. L'angélique est stimulante; elle excite les forces de l'estomac. On la réduit en poudre et on la donne dans les maladies cachectiques des bêtes bovines et ovines; elle est aussi employée contre les coliques des chevaux.

La dose est de 20 à 150 grammes pour les grands animaux, et de 10 à 20 grammes pour les petits.

ANIS. On cultive cette plante dans les jardins. L'anis est un puissant stimulant dont on fait usage dans les coliques venteuses et dans les indigestions d'eau froide.

AUNÉE. L'aunée est excitante, tonique, diurétique et vermifuge; on l'emploie en décoction dans les indigestions dépendant de la faiblesse des organes; on l'administre comme vermifuge aux chevaux et aux moutons. A l'extérieur la décoction concentrée d'aunée a été employée avec avantage contre la gale du chien et du mouton; elle enlève presque immédiatement les démangeaisons.

BARDANE. PATIENCE. CHICORÉE. PISSENLIT. SAPONAIRE. Ces différentes plantes sont employées comme dépuratifs dans le traitement des maladies de la peau; elles sont usitées sous forme de breuvage à la dose de 50 grammes de l'une d'elles pour 2 litres de breuvage.

BELLADONE. La belladone est une des plantes les plus importantes de la matière médicinale quoique vénéneuse; elle est particulièrement employée en médecine vétérinaire, pour combattre les contractions nerveuses des divers organes; on l'emploie pour dilater la pupille dans plusieurs maladies des yeux : dans ce cas on pratique sur la paupière et sur le sourcil de l'œil malade des frictions avec l'extrait.

La poudre de belladone s'emploie à l'intérieur à la dose de 5 à 50 centigrammes, pour le chien, dans le cas de convulsions.

Baume tranquille Prenez : feuilles fraîches de belladone, jusquiame, morelle, pavot, de chaque 125 grammes; sommités sèches d'absinthe, d'hysope, marjolaine, rue, sauge, thym, fleurs sèches de sureau, romarin, de chaque 32 grammes, huile d'olive 3 kilogrammes; écrasez les plantes fraîches, mélangez-les à l'huile, et faites cuire sur un feu doux jusqu'à dissipation complète de l'eau de végétation des plantes; laissez encore digérer pendant deux heures, passez avec une forte expression et versez l'huile chaude sur les plantes sèches, laissez ensuite macérer pendant un mois, passez avec expression, mettez dans des vases bien fermés que vous placerez dans un lieu frais à l'abri de la lumière.

Cette huile est employée pour faire des frictions calmantes.

BOURRACHE. On prescrit quelquefois un breuvage à la bourrache comme adoucissant. On le prépare en faisant infuser 50 grammes de bourrache dans 2 litres d'eau.

BUIS. On a vanté l'écorce de buis dans le traitement des maladies rhumatismales, les maladies chroniques de la peau et contre le farcin. On peut préparer des breuvages pour les grands animaux, avec 10 grammes d'écorce de buis et 2 litres d'eau.

CAMOMILLE ROMAINE. La camomille est une plante stimulante et tonique : on l'emploie pour réveiller les forces digestives dans les coliques venteuses et les affections nerveuses; elle est surtout utile contre les indigestions des grands animaux.

Breuvage de camomille. On fait infuser 10 à 30 grammes de fleurs de camomille pour un litre d'eau, c'est le mode d'administration dont on fait usage pour le cheval dès le début des maladies occasionnées par un refroidissement.

On en prépare deux litres pour le bœuf.

Huile de camomille. Fleurs sèches de camomille 50 grammes, huile d'olive 400 grammes; laissez infuser. Cette huile s'emploie en frictions contre le rhumatisme du chien.

CAROTTE. Cette racine a une grande importance dans l'alimentation des animaux domestiques; voici comment M. Delafond apprécie son utilité.

Elle est mangée avec beaucoup de plaisir par les chevaux; elle leur donne un poil lustré et couché, diminue la dureté des excréments, fait cesser et devenir grasses les toux sèches et opiniâtres dont ils sont souvent atteints.

Coupée par morceaux et unie à la farine d'orge elle compose des mâches excellentes pour les chevaux qui ont souffert d'un long travail et dont la poitrine est délabrée; cette racine est surtout très-précieuse pendant l'hiver; elle peut très-bien remplacer l'herbe fraîche qu'on donne si avantageusement au printemps pour les chevaux qui sont atteints de quelques maladies cutanées.

On peut faire manger cette racine aux moutons pendant l'hiver. Elle introduit dans le sang de ces animaux un principe séreux qui prévient souvent les contagions sanguines de la rate, les coups de sang, ou *sang de rate*.

La carotte cuite, réduite en pulpe délayée dans l'eau où elle a cuit, puis unie à la farine d'orge, au petit lait, constitue une provende fort émolliente et un peu nourrissante. Elle convient surtout pour les jeunes porcs qui sont convalescents de la rougeole, de la petite vérole, de l'angine et d'inflammation des intestins.

Les carottes cuites avec une tête de mouton et les pieds des mêmes animaux, composent un bouillon excellent pour les chiens atteints de bronchite et d'inflammation des intestins.

CORIANDRE, CARVI. Les semences de la coriandre cultivée et du carvi sont souvent mélangées avec l'avoine des chevaux auxquels elles donnent beaucoup d'appétit.

Breuvage cordial pour le bœuf. Graines de carvi et d'anis en poudre 30 grammes, gingembre 15 grammes; mêlez dans un demi-litre de vin chaud.

CIGUË. Des cataplasmes faits de ciguë pilée avec quantité suffisante de farine de lin conviennent dans le traitement des phlegmons chroniques des mamelles. La poudre de ciguë peut causer l'empoisonnement d'un cheval à la dose de 150 grammes.

DIGITALE. On prescrit la poudre des feuilles de digitale à la dose de 10 à 40 grammes pour les grands animaux, et de 5 à 30 centigrammes pour les chiens, en pilules ou mêlée à des provendes dans les épanchements séreux simples, et dans les maladies du cœur.

Lotion calmante pour les yeux. Feuilles de digitale pulvérisée 500 grammes; faites-les infuser dans un demi litre de vin; conservez la liqueur pour l'usage.

DOUCE-AMÈRE. Les infusions des tiges de douce-amère sont prescrites avec avantage dans le farcin, la gale et les dartres anciennes; on les donne aussi dans les dyssenteries accompagnées de douleurs intestinales.

FENOUIL. Les semences de fenouil à la dose de 50 à 100 grammes pour les grands animaux, sont données avec avantage dans les coliques gazeuses, les indigestions.

FRAISIER. La racine de fraisier est amère et astringente; sa décoction est d'un rouge foncé. On la conseille dans la diarrhée et les hémorrhagies passives; la dose est de 20 à 50 grammes pour un litre de breuvage. Cette décoction est prescrite pour provoquer la sécrétion des urines.

GALANGE. Le galange est très-stimulant ; il convient dans les dérangements de l'appareil digestif ; on l'emploie pour combattre les coliques et les tranchées du cheval. La poudre se prescrit à la dose de 20 grammes dans un litre de vin. On en prépare un breuvage stimulant en faisant infuser 50 grammes de cette plante dans 2 litres d'eau.

GENTIANE. La gentiane est stimulante et tonique ; c'est un des médicaments les plus utiles de la médecine vétérinaire ; il est à la fois efficace et très-économique, ce qui fait qu'on le prescrit souvent contre le mal de tête, la contagion, les dérangements dans la nutrition, la pourriture des animaux ruminants.

La dose est de 50 à 200 grammes pour les grands animaux, 5 à 20 grammes pour les petits.

La poudre de gentiane est une bonne préparation dont on fait un fréquent usage pour donner de l'appétit aux moutons et aux chevaux épuisés par de mauvais fourrages. On les mêle utilement aux provendes.

La dose est de 5 à 20 grammes pour les petits animaux ; 20 à 200 grammes pour les grands.

Breuvage tonique. Gentiane 50 grammes, petite centaurée 20 grammes, absinthe 20 grammes ; faites infuser dans un litre d'eau et passez.

GINGEMBRE. Le gingembre est un stimulant très-énergique. On l'emploie dans les coliques et les tranchées; il agit assez promptement sur la muqueuse de l'organe respiratoire, et on le vante dans les bronchites.

La poudre de gingembre s'emploie à la dose de 10 à 50 grammes; pour le cheval mêlez dans de l'eau ou dans du vin et associez à une provende.

Les marchands de chevaux coupent le gingembre en petits morceaux et l'introduisent dans l'anus des chevaux lorsqu'ils les mettent en vente pour leur faire dresser la queue et simuler une allure qu'ils ne possèdent plus.

GRATIOLE (HERBE A PAUVRE HOMME). On emploie les feuilles de gratiole comme purgatif énergique. On la prescrit à la dose de 100 à 150 grammes pour le cheval pour un litre d'eau.

HIÈBLE. L'hièble diffère peu du sureau. Les feuilles fraîches ont été vantées par Bourgelot comme fondantes dans l'anasarque, la pourriture, les eaux aux jambes, le farcin.

LAVANDE. Les sommités de lavande sont riches en une essence appelée *essence de lavande* qui est assez fréquemment employée.

LAURIER. Les feuilles et les baies du laurier possèdent des propriétés stimulantes actives; elles entrent dans plusieurs préparations toniques qu'on administre aux animaux.

Mélange stimulant. Prenez : poudre de baies de laurier 1 kilogramme, poudre de baies de genièvre 1 kilogramme, sel marin 3 kilogrammes ; mêlez quelques poignées à la nourriture des animaux.

Huile de laurier. On l'obtient en soumettant à une forte presse entre des plaques échauffées, les baies de laurier réduites en poudre et exposées à la vapeur d'eau bouillante. C'est un stimulant qui mérite d'être employé en embrocations dans les cas de rhumatisme chronique du chien et des autres animaux domestiques.

Onguent de laurier. Prenez : feuilles récentes de laurier, baies de laurier 500 grammes ; graisse de porc, 1,000 grammes. Contusez les feuilles et les baies de laurier et faites-les chauffer avec la graisse sur un feu modéré jusqu'à ce que toute l'humidité soit dissipée ; passez avec une forte expression, laissez refroidir lentement, et quand elle sera à moitié refroidie coulez-la dans un pot.

Cet onguent est résolutif ; il est utile pour exciter la suppuration des abcès et pour exciter la sortie du bourbillon dans les javarts cutanés, superficiels ou profonds.

MARRUBE. Cette plante est extrêmement commune ; on la rencontre partout le long des chemins. Les sommités de marrube ont été vantées par les anciens, dans les bronchites du cheval.

MÉLISSE. La mélisse est tonique, cordiale, stomachique. Les feuilles de mélisse s'administrent en infusion comme breuvages stimulants.

Eau vulnéraire. Prenez : feuilles de mélisse, d'hysope, de marjolaine, de menthe, d'origan, de romarin, de sauge, de serpolet, de thym, d'absinthe, d'angélique, de fenouil, de rue, de lavande, de chacun une poignée ; bonne eau-de-vie, quatre litres ; faites macérer les plantes pendant quinze jours dans l'eau-de-vie, passez et filtrez.

On emploie cette eau contre les contusions, les écorchures, les plaies récentes, les luxations et les foulures, soit pure, soit mélangée avec deux fois son volume d'eau.

MENTHE POIVRÉE. Cette plante est tonique, stimulante, antispasmodique, carminative et vermifuge. En médecine vétérinaire, on la donne en infusion à la dose de 20 grammes pour un litre d'eau ; à l'extérieur on l'emploie pour lotionner les plaies de mauvaise nature.

MERCURIALE (FOIROLE). Cette herbe abonde dans les lieux cultivés, les jardins, les décombres, le long des murs et des haies. Elle est émolliente et relâchante. On l'emploie, en décoction, à la dose de deux ou trois poignées pour un litre et demi d'eau, pour faire des lavements purgatifs auxquels on ajoute souvent, soit 50 grammes de savon, soit 200 grammes de sel pour les grands animaux.

Lavement carminatif. On prend : feuilles de mercuriale une poignée, fleurs de camomille une poignée, semences d'anis ou de coriandre une demi-poignée ; on fait bouillir légèrement dans deux litres d'eau, on retire du feu et on laisse infuser pendant une heure, on passe et on donne tiède pour un lavement contre les vents et les flatuosités.

MORELLE NOIRE. La morelle est commune dans les décombres, au bord des chemins, le long des murs ; elle n'est guère employée qu'à l'extérieur en cataplasmes calmants contre les inflammations douloureuses des mamelles et des testicules. On s'en sert encore en lotions dans les dartres vives, les cancers de la matrice, les ulcères douloureux.

Cataplasme calmant. Prenez : baies de morelle écrasés 200 grammes, farine de lin quantité suffisante. Appliquez sur les mamelles ou les testicules dans les cas d'inflammation douloureuse.

Cataplasme de morelle. Hachez menu environ un kilogramme de feuilles de morelle fraîche, et réduisez-les en pulpe à l'aide d'un pilon, puis faites un cataplasme avec quantité suffisante de farine de seigle. Cette préparation est excellente contre les tumeurs douloureuses et suspectes.

MOUTARDE NOIRE. La moutarde noire est un stimulant très-efficace qui peut être utile pour relever l'appétit des animaux, pour modifier la nutrition et combattre les maladies graves du sang. Peut-être, dit M. Moirond, ne serait-elle pas sans efficacité dans quelques cas d'indigestions occasionnées par le fourrage vert, surtout chez les ruminants. Les sinapismes de moutarde peuvent être employés à l'extérieur, non-seulement comme un révulsif efficace, mais comme un puissant résolutif contre les engorgements froids et indolents, contre les infiltrations, les tumeurs dures des extrémités ; dans le cas d'engorgements froids du garrot, la farine de moutarde introduite dans la bouche sous forme de nouet ou de mastigadour provoque la salivaison et peut opérer une utile dérivation.

Breuvage à la la moutarde. Prenez : 50 grammes de farine de moutarde, 80 grammes de sel. Délayez dans un litre de bière.

Mastigadour à moutarde. Prenez : semences de moutarde et poivre en graine concassé, de chaque 15 grammes ; mettez dans un linge, enveloppez-en un ballot et arrosez-le de vinaigre. Ce mastigadour ne doit rester dans la bouche du bœuf qu'une demi-heure le matin et autant le soir. Il fait couler la salive et convient dans les maladies épizootiques.

NERPRUN. Le nerprun est un arbrisseau qui habite les bois, les taillis humides, les haies. Les baies sont seules employées. Il est doué de propriétés purgatives assez énergiques. On n'emploie plus guère actuellement que le sirop qui est un purgatif doux. Il purge le chien à la dose de 60 grammes.

PHELLANDRE AQUATIQUE (FENOUIL D'EAU, PERSIL DES FOUS). Cette plante habite les lieux humides, les mares, le bord des étangs. On la prescrit contre le ca tarrhe et les affections chroniques du poumon du cheval.

Breuvage à la phellandre. Prenez : poudre de phellandre 20 grammes, réglisse 100 grammes. Délayez dans deux litres d'eau.

QUINQUINA. On prescrit l'écorce de quinquina au cheval dans le coryza gangréneux, dans la morve aiguë, le mal de tête de contagion, le charbon, contre la pourriture des animaux ruminants. On l'emploie aussi dans les convalescences des chiens, sur le déclin du catarrhe pulmonaire chronique, et contre certains tics périodiques de ces animaux.

Décoction. Quinquina concassé 40 grammes, eau 2 litres, acide sulfurique alcoolisé 4 grammes ; faites bouillir, ajoutez l'acide avant la décoction. Cette décoction est employée dans les affections typhoïdes, le charbon, le mal de tête de contagion.

Vin de quinquina. 50 à 200 grammes comme fébrifuge pour les grands animaux.

Sirop de quinquina. Le sirop de quinquina est utile contre les maladies des jeunes chiens.

Poudre tonique. Prenez : poudre de quinquina 100 grammes, racine d'aunée 50 grammes, baies de genièvre 50 grammes ; mêlez les trois substances pour en former une seule poudre qui est excitante et fortifiante. Elle ranime les propriétés vitales affaiblies ou diminuées par les fatigues, les travaux forcés, l'abstinence, les maladies, etc. La dose pour le cheval est de 50 grammes et de 100 grammes pour le bœuf. On l'administre dans le son, dans le miel ou en breuvage dans le vin.

RAIFORT SAUVAGE. Cette plante croît naturellement dans les lieux humides. Sa racine possède des propriétés stimulantes énergiques, qui peuvent la faire employer pour relever les fonctions digestives des animaux.

Breuvage au raifort. Prenez : raifort râpé 100 grammes, vin, bière ou cidre 1 litre ; mêlez, administrez au bœuf ou au cheval contre les coliques et pour relever l'appétit.

Provende stimulante. Prenez : raifort râpé, sel, de chaque 100 grammes, farine d'orge 1 kilogramme ; mêlez, administrez au bœuf comme antiseptique.

RHUBARBE. La racine de rhubarbe, à grandes et à petites doses, agit comme tonique sur les grands animaux et ne les purge pas. La rhubarbe est rarement donnée aux grands animaux. Elle ne sert que d'adjuvant. On l'administre à la dose de 10 grammes comme purgatif pour le chien.

RICIN. La pulpe des semences de ricin possède des propriétés purgatives beaucoup plus actives que l'huile ; aussi est-elle digne d'être employée en médecine vétérinaire. On la prescrit à la dose de 1 à 10 grammes pour purger les porcs, et de 5 à 20 grammes pour les grands animaux.

Breuvage purgatif pour le cheval. Prenez : semences de ricin, 20 graines ; broyez-les, ajoutez un litre d'eau et délayez.

Mélange purgatif pour le cochon. Prenez : semences de ricin 10 graines ; enlevez l'écorce et broyez avec 100 grammes de farine. Mêlez à la nourriture du cochon.

Mélange purgatif pour le chien. Prenez : semences de ricin 5 graines. Broyez la pulpe avec 30 grammes de beurre et donnez au chien en une seule fois.

ROSIER. Les roses rouges ou de Provins sont employées en infusion comme astringentes dans les diarrhées du cheval.

RUE. La rue est une plante fort active et qui demande beaucoup de prudence dans son administration. C'est un stimulant très-énergique qui exerce une influence particulière sur l'utérus ; elle jouit de propriétés vermifuges. La poudre de rue est quelquefois usitée pour nettoyer les vieux ulcères.

SABINE. La sabine est un excitant énergique qui a une action spéciale sur l'utérus.

Breuvage pour hâter l'expulsion du délivre chez les vaches. Prenez : sabine 20 grammes, poudre de seigle ergoté 10 grammes, poudre de cumin 100 grammes ; délayez dans un litre de vin.

SAUGE. La sauge est aromatique, stimulante et tonique. On prépare avec cette plante des breuvages stimulants dans la pourriture du mouton. La dose est de 20 grammes par litre.

Infusion de sauge. Prenez : sauge 60 grammes, eau 1 litre ; faites infuser pour injecter la bouche contre les aphthes épizootiques.

SEIGLE ERGOTÉ. On a vanté le seigle ergoté : dans la délivrance tardive, les hémorrhagies utérines, la paralysie de la vessie et du rectum.

La dose est depuis 10 grammes jusqu'à 20 grammes pour les grands animaux, et de 2 à 4 grammes pour les chiennes.

SUREAU. Les fleurs de sureau possèdent des propriétés diaphorétiques et stimulantes qui les rendent quelquefois utiles au début des catarrhes. On les emploie à l'extérieur pour faire des fomentations résolutives.

Breuvage aux fleurs de sureau. Fleurs de sureau 50 grammes, eau deux litres ; faites infuser, administrez au début des catarrhes.

Fomentations résolutives. Prenez : fleurs de sureau, 100 grammes, eau 1 litre. Faites infuser.

TABAC. On emploie fréquemment le tabac en médecine vétérinaire. On donne des décoctions de tabac en lavements dans les maladies comateuses, dans le tétanos et les coliques. On emploie principalement les décoctions de tabac pour tuer les poux et les puces de tous les animaux. On les emploie aussi pour combattre la gale et les dartres.

Lotion contre la gale. Prenez : feuilles de tabac 100 grammes, sel marin 200 grammes, savon noir 100 grammes, eau commune 3 litres ; après avoir fait la décoction de tabac, faites dissoudre le sel et le savon, passez et lotionnez deux fois par jour les parties affectées de gale.

TANAISIE. La tanaisie est une plante vivace indigène qu'on emploie comme vermifuge et emménagogue.

THÉ. Le thé, dit M. Delafond, est un excellent tonique pour les animaux. Il jouit de la vertu d'exciter les forces de l'estomac, des intestins, et ensuite de toute l'économie. On en fait usage et avec des succès marqués, dans les indigestions intestinales simples, récentes ou chroniques et vertigineuses des chevaux.

Les infusions de thé unies au vin blanc sont aussi fort utiles dans les indigestions du cheval.

THYM. Le thym vulgaire et le thym serpolet sont très-riches en huiles essentielles; ils entrent dans les épices aromatiques et dans les médicaments composés.

TILLEUL. Les fleurs de tilleul s'emploient en infusion dans l'eau, à la dose de 10 grammes dans un litre d'eau. Cette infusion est rarement employée seule, le plus souvent elle sert de véhicule à des breuvages antispasmodiques avec l'éther sulfurique. On la donne dans les coliques sanguines, les affections cérébrales, les légères diarrhées. Les fleurs ou les feuilles d'oranger jouissent des mêmes propriétés.

VALÉRIANE. La racine de valériane s'emploie dans le tétanos, la danse de saint Guy, l'épilepsie, les convulsions chroniques des chiens qui sont atteints de la maladie dite des chiens. On la prescrit dans les affections vermineuses.

La valériane s'administre en électuaire, en bols ou en infusion. La poudre jouit d'une plus grande vertu que l'infusion. Pour le cheval, les bêtes bovines, on la donne en bols à la dose de 30 à 150 grammes, et pour les chiens à celle de 10 à 20 grammes.

CHAPITRE IV.

VOCABULAIRE DES TERMES DE MÉDECINE

ET DE PHARMACIE.

ANODIN. On donne ce nom aux remèdes qui calment et qui adoucissent les douleurs. Ce mot est aujourd'hui synonyme de narcotique.

ANTHELMINTIQUE. Contre les vers.

APÉRITIFS. Médicaments propres à rétablir la liberté des voies digestives, biliaires et urinaires; telles que les sels purgatifs à petites doses, les laxatifs, les substances toniques et amères. On décore du nom de *dépuratif* les racines d'ache, de fenouil, de persil, d'asperge, de petit houx, de capillaire, de chiendent, la saponaire, la carotte, la chicorée.

ASTRINGENTS. On donne le nom d'*astringents* aux remèdes qui ont la vertu de resserrer les parties avec lesquelles on les met en contact et d'arrêter les pertes de sang. Il faut la plus grande précaution dans l'emploi des

astringents. Les principaux astringents sont l'alun, l'acétate de plomb, etc.

BÊTES BOVINES. Cette expression comprend les taureaux, les vaches, les bœufs, les veaux, les génisses.

BÊTES OVINES. Expression employée pour désigner
les animaux de l'espèce du mouton.

CALMANTS. On donne ce nom aux remèdes qui calment les douleurs, qui dissipent les sensations fâcheuses
causées par des humeurs ou par des remèdes trop
âcres.

CARMINATIFS. On appelle *carminatifs* les médicaments qui ont la propriété d'expulser les vents contenus
dans les conduits intestinaux. La mélisse, la sauge, les
graines d'anis, de fenouil, de coriandre, de carvi, la tanaisie, sont des carminatifs.

CATAPLASMES. Le cataplasme est un remède pour
l'extérieur, ayant une consistance de pâte, composé ordinairement de farine ou d'herbes cuites. On l'applique
sur les différentes parties, tantôt pour amollir, tantôt
pour résoudre, tantôt pour apaiser les douleurs, tantôt
pour exciter la suppuration. Les farines de lin, d'orge, de
moutarde, les différentes poudres simples et composées,
la mie de pain, les feuilles de mauve cuites en sont ordinairement la base. Les cataplasmes sont émollients, toniques, astringents, maturatifs et résolutifs.

COLLYRES. Ce sont des médicaments destinés à agir directement sur les yeux et sur les paupières.

DÉCOCTION. Opération qui consiste à faire bouillir des substances médicamenteuses dans l'eau. On se sert de plusieurs espèces de racines, d'herbes, de fleurs, de fruits, de semences appropriées aux maladies pour lesquelles on les a prescrites.

DÉPURATIFS. (*Matière médicale*). Médicaments regardés comme propres à enlever à la masse des humeurs les principes qui en altèrent la pureté; tels sont les amers, les diurétiques, les sudorifiques, les purgatifs même, etc.

DÉTERGER. Nettoyer, purifier, — *déterger une plaie.*

DIAPHORÉTIQUES. On donne ce nom à des médicaments qui ont la propriété de provoquer une transpiration insensible.

DIURÉTIQUES. Médicaments ou boissons qui ont la propriété d'augmenter la sécrétion de l'urine; tels que le nitre, la digitale, la pariétaire, la réglisse, la saponaire, le sureau, etc.

Les diurétiques sont indiqués dans la plupart des hydropisies, la pourriture des moutons, les eaux aux jambes; dans plusieurs maladies de la peau, et dans les inflammations légères des voies urinaires. C'est presque toujours sous forme d'infusions et de décoctions plutôt chaudes que froides, qu'on les conseille.

Le diurétique le plus employé dans la médecine vétérinaire est le sel de nitre, d'abord parce que son action sur les reins n'est nullement équivoque, ensuite parce qu'il est beaucoup moins cher et plus facile à se le procurer que les autres.

ELECTUAIRES. On comprend sous le nom d'*électuaires* des médicaments d'une consistance de pâte molle, composés de poudres, divisées dans un sirop simple ou composé.

EMMÉNAGOGUES. Médicaments dont la principale vertu est de provoquer l'écoulement des règles. Les femelles des animaux domestiques n'étant point assujetties à ce flux périodique, le mot *emménagogue* ne peut avoir la même valeur en médecine vétérinaire, qu'en médecine humaine, aussi ne sert-il qu'à désigner les médicaments qui ont une action spéciale sur la matrice, et provoquent les contractions de cet organe, et, par suite, les produits de la génération. Les substances médicamenteuses reconnues pour exercer spécialement leur influence sur la matrice, sont la rue, la sabine, le safran, l'ergot de seigle.

La rue s'administre à l'état frais, en infusion dans l'eau, le vin ou quelques liqueurs fermentées; on la donne aussi en poudre incorporée dans du miel.

La sabine s'administre en infusion dans l'eau ou dans une liqueur fermentée; mais à cause de sa grande activité cette plante exige, dans son administration, plus de ménagements que la rue.

Le seigle ergoté a provoqué la délivrance de quelques femelles chez lesquelles la mise bas ne pouvait avoir lieu pour cause d'une trop grande faiblesse dans la matrice.

EMOLLIENTS. On donne le nom d'émollients aux médicaments qui relâchent, qui ramollissent les parties enflammées. Ces médicaments ont surtout pour effet de calmer les symptômes d'irritation soit interne soit externe. Les émollients mis en contact avec la peau, la pénétrent, la détendent et diminuent la rougeur, la chaleur dont elle peut être le siége. A l'intérieur les émollients calment la soif, la fièvre, la toux, la chaleur.

Ceux dont on fait le plus généralement usage dans la médecine vétérinaire, sont les racines et les feuilles de mauve et de guimauve, de pariétaire, la grande consoude, le chiendent, les graines et la farine de lin.

Les émollients s'appliquent à l'extérieur, soit en poudre, soit en décoction, sous forme de cataplasmes, de bains, de lotions, de fomentations; à l'intérieur on les fait prendre en breuvage, en lavements, en injections.

EMULSIONS. Ce sont des liqueurs d'apparence laiteuse que l'on prépare en divisant les semences dites émulsives, au moyen de l'eau.

EXCITANTS. Substances propres à stimuler les tissus, à donner aux organes affaiblis une nouvelle activité.

Les excitants sont indiqués dans les maladies caractérisées par une grande faiblesse, par de l'engourdissement, de l'inactivité dans les parties ; dans les indigestions accompagnées de météorisation, les diarrhées chroniques, le défaut d'appétit, les coliques venteuses sans inflammation ; dans le farcin, la pourriture des moutons ; dans les affections vermineuses.

Les excitants les plus ordinairement employés dans la médecine vétérinaire sont : la cannelle, le girofle, le poivre, le raifort sauvage, l'absinthe, l'angélique, la camomille, l'anis, les menthes, la lavande, les baies de genévrier, la valériane, le camphre. Tous ces médicaments sont, le plus souvent, administrés en infusions ou en décoctions qu'on donne en breuvage aux animaux.

FÉBRIFUGES. Médicaments qui chassent la fièvre, qui empêchent le retour de ses accès, tels que le quinquina, l'écorce de marronnier d'Inde, d'aune, de saule, la racine de benoîte, les feuilles de houx, le chêne, la petite centaurée, la gentiane, etc.

FONDANTS. Médicaments qui ont la propriété de résoudre les engorgements en ranimant l'énergie vitale dans la partie malade ; tels sont les carbonates alcalins, le savon, les feuilles de chélidoine, le frêne, etc.

Ces médicaments sont indiqués dans les engorgements chroniques des testicules, des mamelles, des glandes salivaires.

FORTIFIANTS. On donne le nom de fortifiants à tous

les médicaments propres à augmenter les forces, tels sont les toniques. (*Voyez* ce mot.)

FRICTIONS. Se dit de l'action de frotter le corps ou quelques parties du corps; il y a des frictions sèches et des frictions humides : les premières se font avec les mains soit nues, soit recouvertes avec une étoffe de chanvre ou de laine; elles sont un puissant moyen d'exciter les fonctions de la peau; les frictions humides se font avec des substances liquides et molles, les décoctions de plantes, des corps gras.

Les frictions ont pour principal effet de donner plus d'énergie, de souplesse à la peau, d'en ouvrir les pores, d'en faciliter les mouvements d'exaltation et d'absorption, et par suite, de dissiper les engorgements, les congestions, etc.

FUMIGATIONS. Action de faire recevoir au corps la fumée ou la vapeur d'une plante ou d'un médicament quelconque, pour y déterminer un effet qui varie suivant la nature du médicament.

GARGARISMES. Médicaments liquides ordinairement composés dont on se sert pour humecter ou laver les parties intérieures de la bouche des animaux.

On prépare les gargarismes avec des décoctions, des infusions de plantes émollientes, aromatiques, astringentes, suivant les affections dans lesquelles ils sont indiqués. Les gargarismes sont très-utiles dans les angines simples ou gangréneuses, dans les aphthes, les ulcérations et toutes les irritations de la bouche.

Les gargarismes adoucissants se font avec les racines de guimauve, de grande consoude, de feuilles de mauve, les figues grasses, les semences de lin et d'orge.

Les gargarismes calmants se préparent avec des décoctions de têtes de pavot, de coquelicot.

Les gargarismes astringents et toniques se font avec l'écorce de quinquina, de grenade, la rose de Provins, etc.

Les gargarismes détersifs se préparent avec des plantes aromatiques, la sauge, le romarin, la rue que l'on fait bouillir dans du gros vin lorsqu'on veut fortifier et resserrer les parties.

On administre les gargarismes chez les animaux à l'aide d'une seringue à longue canule, ou au moyen d'un linge fin et souple, d'un peu d'étoupes ou d'une petite éponge que l'on fixe à un morceau de bois aplati.

INFUSIONS. Opération qui consiste à verser un liquide bouillant sur une substance dont on veut extraire les principes médicamenteux. Quelquefois au lieu de verser le liquide sur la substance médicinale, on fait l'infusion en jetant cette substance dans l'eau bouillante, en ayant soin de retirer aussitôt le vase du feu et de bien le couvrir.

INJECTIONS. Action d'introduire avec une pompe foulante, une seringue, un liquide dans une cavité du corps. Les injections se font ordinairement dans le canal de l'urètre, la vessie, le canal auditif, les fosses nasales. Elles conviennent dans les maladies de l'oreille, dans celles des voies urinaires; on les emploie aussi pour resserrer, ramollir les tissus de certaines parties; elles sont indispensables pour nettoyer une plaie dont la situation n'offrirait pas une pente favorable à l'écoulement du pus. Les injections sont émollientes, astringentes, adoucissantes, excitantes et détersives, suivant l'affection pour laquelle elles sont utiles.

LAVEMENTS. Injections d'un liquide quelconque simple ou composé dans les gros intestins au moyen d'une seringue.

Les lavements sont très-employés dans le traitement des maladies des bestiaux; ils sont calmants, émollients, narcotiques, adoucissants, stimulants, toniques, astringents, purgatifs, vermifuges.

Les lavements émollients et adoucissants se préparent avec des racines et des feuilles de guimauve, l'orge, la graine de lin, l'huile d'olive. Ces lavements conviennent dans la dyssenterie, la diarrhée par irritation, les inflammations de toute nature ayant leur siége dans le canal intestinal.

Les lavements narcotiques et calmants sont préparés avec les têtes de pavot, l'opium et diverses préparations; ils sont indiqués dans les coliques violentes, les diarrhées par irritation.

Les lavements toniques, astringents sont faits avec des roses rouges, les racines de gentiane, de saule, de chêne, l'écorce de quinquina, les fruits de l'églantier: on les emploie dans les diarrhées chroniques ayant pour cause une grande faiblesse des intestins, dans les hémorrhagies de la matrice, etc.

Les lavements purgatifs sont préparés avec les feuilles et les follicules de séné, la racine fraîche de bryone, la magnésie.

LAXATIFS. Médicaments qui purgent doucement, sans produire de secousses ni d'irritation dans le canal intestinal, comme le font la plupart des purgatifs ordinaires.

Le miel, la crème de tartre, la casse, le sulfate de magnésie, les huiles grasses sont des laxatifs. On les administre en breuvages, en lavements. (*Voyez* purgatifs.)

LINIMENTS. Ce sont des préparations dont on se sert pour frictionner la peau, soit que l'on veuille agir sur la surface même, soit que l'on veuille transmettre l'action par voie d'absorption.

LOTIONS. Action de laver une partie quelconque du corps en promenant sur la surface un linge trempé dans un liquide tel que l'eau simple froide ou chaude, une décoction ou toute autre liqueur plus ou moins composée, soit émolliente ou stimulante, soit astringente ou tonique.

Les lotions émollientes se préparent avec des décoctions de graine de lin et de feuilles de mauve.

Les lotions calmantes avec des racines de guimauve et le laudanum liquide.

Les lotions astringentes se font avec des décoctions de feuilles de noyer et d'écorce de chêne..

Les lotions excitantes se font avec une infusion de sauge dans l'eau à laquelle on ajoute une pinte de vin rouge.

Les lotions narcotiques se préparent avec une décoction de belladone et de têtes de pavot.

MACÉRATION. Opération qui consiste à laisser séjourner dans un liquide froid, une plante ou un corps quelconque, dont on veut extraire les principes solubles.

MASTIGADOUR. Ce mot indique la manière d'administrer certains médicaments propres à exciter la sécrétion de la salive ou à calmer quelques irritations dans l'intérieur de la bouche. Pour préparer un mastigadour, on renferme les substances qui le composent dans une enveloppe de toile forte; on la roule en forme de nouet qu'on suspend dans la bouche du cheval. Il ne faut pas que le mastigadour monte plus haut que la moitié de la bouche, afin que l'animal ait la facilité de le remuer avec la langue.

MATURATIFS. Topiques excitants qu'on emploie pour hâter la suppuration d'une tumeur; ils sont sous forme de cataplasmes, d'emplâtres, d'onguents.

MÉDICAMENTS. Substances employées dans un but curatif. On les divise suivant leur mode d'application en médicaments *externes* ou *internes*; suivant les effets qu'ils doivent produire, en *évacuants, vermifuges, diurétiques, fébrifuges, toniques, antiscorbutiques,* etc.

NARCOTIQUES. Substances qui ont la propriété d'assoupir, en exerçant particulièrement une influence sur le cerveau. Ils prennent le nom de *sédatifs* ou *calmants* quand ils servent à modérer une excitation quelconque ; d'*anodins* quand ils font cesser la douleur et d'*hypnotiques*, quand ils déterminent le sommeil. Les principales substances narcotiques sont : l'opium, la belladone, la jusquiame.

POTIONS. Ce sont des médicaments liquides qui s'administrent aux chiens par cuillérées, à des époques plus ou moins rapprochées.

PROVENDES. On donne le nom de *provendes médicamentum* à des mélanges de matières alimentaires et de substances médicamenteuses qu'on donne aux animaux dans le traitement des maladies.

PURGATIFS. Médicaments propres à déterminer les évacuations alvines.

Les purgatifs ont reçu différents noms suivant leurs degrés d'action. Ceux qui n'agissent que faiblement, qui purgent doucement, sans irritation, sont appelés *laxatifs* ; ceux qui ont une action très-forte sont appelés *drastiques.*

RÉSOLUTIFS. Médicaments qui déterminent la résolution des engorgements; ils sont pris soit dans la classe des émollients, soit dans celles des excitants et des toniques selon que la tumeur est de nature inflammatoire ou atonique.

Les résolutifs sont particulièrement employés dans les entorses, les contusions, dans les maladies lymphatiques des articulations, etc.

RUBÉFIANTS. Médicaments qui jouissent de la propriété de déterminer, sur la partie où on les applique, une rougeur, une inflammation passagère, sans soulèvement ni rupture de l'épiderme.

SÉCRÉTION. On entend par ce mot toutes les humeurs séparées de la masse du sang : ainsi les urines, la salive, la sueur sont autant de sécrétions.

SÉDATIFS. Les sédatifs sont des médicaments qui modèrent une action organique augmentée.

STIMULANTS. Médicaments qui augmentent rapidement l'énergie des divers systèmes de l'économie.

La matière médicale en fournit un très-grand nombre parmi lesquels on peut compter : la sauge, le romarin, la mélisse, la menthe, l'hysope, l'anis, le fenouil, etc.

SUDORIFIQUES. On appelle ainsi les médicaments qui provoquent la sueur.

TONIQUES. Aliments ou médicaments qui ont la faculté d'exciter lentement et par degré l'action des organes et d'augmenter leur force d'une manière durable.

TOPIQUES. Médicaments qu'on applique à l'extérieur : les cataplasmes, les emplâtres, les onguents sont des topiques.

VERMIFUGES. On appelle vermifuges les médicaments qui ont la propriété de déterminer l'expulsion des vers, tels que la mousse de Corse, la fougère mâle, l'écorce de grenadier ; ces médicaments sont administrés en bols, en breuvages et en lavements. La rue, l'absinthe, la tanaisie, la camomille, l'huile de ricin, l'essence de térébenthine sont encore prescrits comme vermifuges.

Quel que soit le vermifuge qu'on emploie, il est toujours bon de faire prendre aux animaux, une demi-heure avant son administration, un breuvage ou un lavement dans lequel on aura mis une certaine quantité de sucre, de miel ou de mélasse.

CHAPITRE V.

ARRÊTS ET RÉGLEMENTS

RELATIFS

AUX MALADIES ÉPIZOOTIQUES.

L'arrêt du parlement de Paris, du 24 mars 1745, celui du conseil du 19 juillet 1746, celui du 16 juillet 1784, et enfin l'article 459 du code pénal, imposent l'obligation à tout détenteur ou gardien d'animaux infectés de maladies contagieuses, d'avertir sur-le-champ le maire de la commune où il se trouve, et même avant que le maire ait répondu à cet avertissement, il doit tenir ces animaux renfermés; faute par lui d'avoir fait cette déclaration, il est puni d'une amende de 40 francs à 200 francs; et d'un emprisonnement de six jours à deux mois.

Le maire fait visiter les animaux malades par l'expert le plus proche ou par celui désigné à l'avance par l'autorité supérieure.

Si la maladie est constatée, le maire veille à ce que les animaux malades ne communiquent avec aucun animal de la commune. (Arrêt du conseil du 19 juillet 1746.)

Le maire en informe dans le jour le sous-préfet de l'arrondissement auquel il indique le nom du propriétaire et le nombre des bêtes malades. (*Idem.*)

Si l'épizootie existe réellement dans la commune, le maire en instruit ses administrés par une affiche posée aux lieux où se placent les actes de l'autorité publique, et cette affiche enjoint aux propriétaires de déclarer à la mairie le nombre de bêtes qu'ils possèdent. (Arrêt du conseil du 19 juillet 1746.)

Le maire fait en même temps marquer toutes les bêtes de la commune et quand l'épizootie a cessé, il fait appliquer une contremarque, afin que les bêtes puissent aller et être vendues partout. (Arrêt du conseil, 19 juillet 1746 et juillet 1784.)

Tout agent de la force publique qui trouve dans les chemins, ou dans les foires et marchés, des bêtes marquées de la lettre M, sans contremarque, doit les conduire devant le juge de paix, lequel les fait tuer en sa présence. (*Idem.*)

Tout troupeau atteint de maladie contagieuse qui est rencontré au pâturage sur les terres du parcours ou de la vaine pâture autres que celles qui ont été désignées pour lui seul, peut être saisi par les gardes-champêtres et même par toute autre personne; il est ensuite conduit au lieu du dépôt indiqué à cet effet par la municipalité. Les mêmes mesures doivent être prises si le troupeau est trouvé sur les terres non sujettes au parcours ou à la vaine pâture. Les maîtres de troupeaux sont, en outre, passibles d'une amende de la valeur d'une journée de travail par tête de bêtes à laine et d'une amende triple par tête d'autre bétail. (Loi du 28 septembre — 6 octobre 1791.)

Les propriétaires des bêtes saines, en pays infecté, peuvent en faire tuer chez eux ou en vendre aux bouchers aux conditions suivantes : 1° il faut que l'expert ait constaté que ces bêtes ne sont point malades; 2° le boucher ne peut entrer dans l'étable; 3° le boucher doit tuer les bêtes dans les vingt-quatre heures; 4° le propriétaire ne peut s'en dessaisir et le boucher les tuer qu'après qu'ils ont obtenu la permission par écrit du maire. (Arrêt du conseil du 19 juillet 1746.)

Tous les chiens trouvés vagants dans les lieux infectés sont abattus. (Loi du 19 juillet 1791.)

Aussitôt qu'une bête est morte, au lieu de la traîner on la transporte à l'endroit où elle doit être enfouie, qui est au moins à 100 mètres environ des habitations; on la jette seule dans une fosse de 2 mètres 22 cent. de profondeur avec toute sa peau tailladée en plusieurs parties, et on la recouvre de toute la terre extraite de la fosse. (Arrêt du parlement de 1745, et du conseil de 1784.)

Les voitures qui ont servi au transport des bêtes mortes sont lavées à l'eau chaude aussitôt après le transport. (*Idem.*)

L'arrêté du 17 messidor an v, qui a reçu avec l'instruction sur la morve des chevaux une nouvelle promulgation le 27 vendémiaire an xi, a été confirmé par l'ordonnance du 27 janvier 1815.

Sur la demande des autoriés tadministratives, la garde nationale, la gendarmerie, les gardes champêtres et au besoin la troupe de ligne sont employés pour assurer l'exécution des mesures prescrites, et notamment pour former des cordons et empêcher la communication des animaux suspects avec les animaux sains. (Ordonnance du 27 janvier 1815.)

Enfin, l'art. 4 de l'ordonnance du 27 janvier 1815 dispose : à la première apparition des symptômes de contagion dans une commune, il sera envoyé des vétérinaires chargés de visiter les bestiaux et de reconnaître ceux qui doivent être abattus. L'abattage aura lieu sans délai, sur l'ordre du maire ou des commissaires délégués par le préfet.

Les frais de traitement proprement dit des maladies restent à la charge des propriétaires des animaux. Les vétérinaires ne sont chargés par l'autorité administrative que de concourir à l'exécution des mesures propres à prévenir ou à arrêter la contagion. Ils doivent indiquer les moyens préservatifs ou curatifs et ceux accessoires, tels que la visite des écuries et étables, la marque et l'isolement des bestiaux atteints de la contagion, l'abattage de ceux reconnus incurables et l'inspection des foires et marchés sous le rapport de la salubrité; mais la fourniture des médicaments reste, ainsi que le traitement des animaux, à la charge des propriétaires. (Circul. minist. du 18 octobre 1819.)

Les hommes les plus distingués parmi ceux qui ont traité cette matière se sont accordés à dire qu'il était inutile de chercher à traiter les animaux atteints de certaines épizooties contagieuses; que dès lors le parti le plus sage était de les sacrifier le plus promptement possible.

CHAPITRE VI.

DES VICES RÉDHIBITOIRES.

On appelle ainsi les maladies ou les défauts que sont tenus de garantir ceux qui vendent ou échangent des animaux domestiques. Cette garantie s'applique à certains vices cachés que le vendeur a pu connaître, mais qui, par leur nature, devaient échapper à l'attention de l'acheteur, si bien que la confiance du marchand serait détruite si l'acquéreur trompé n'avait un recours contre le vendeur. Cette matière a été réglementée par la loi du 20 mai 1838, ainsi conçue :

Art. 1er. Sont réputés vices rédhibitoires et donneront seuls ouverture à l'action résultant de l'art. 1641 du Code civil, dans les ventes ou échanges d'animaux domestiques ci-dessous dénommés, sans distincton des localités où les ventes auront eu lieu, les maladies ou défauts ci-après, savoir :

Pour le cheval, l'âne ou le mulet : la fluxion périodique des yeux, l'épilepsie ou le mal caduc, la morve, le farcin, les maladies anciennes de poitrine ou vieilles courbatures, l'immobilité, la pousse, le cornage chronique, le tic sans usure des dents, les hernies inguinales intermittentes, la boiterie intermittente pour cause de vieux mal.

Pour l'espèce bovine : la phthisie pulmonaire ou pommelière, l'épilepsie ou mal caduc, les suites de la non-délivrance, après le part chez le vendeur, le renversement du vagin ou de l'utérus, après le part chez le vendeur.

Pour l'espèce ovine : la clavelée. Cette maladie reconnue chez un seul animal entraînera la rédhibition de tout le troupeau. — La rédhibition n'aura lieu que si le troupeau porte la marque du vendeur. — Le sang de rate : cette maladie n'entraînera la rédhibition du troupeau qu'autant que, dans le délai de la garantie, sa perte constatée s'élèvera au quinzième au moins des animaux achetés. — Dans ce dernier cas, la rédhibition n'aura lieu également que si le troupeau porte la marque du vendeur.

Art. 2. L'action en réduction du prix, autorisée par l'art. 1644 du Code civil, ne pourra être exercée dans les ventes et échanges d'animaux énoncés dans l'article 1er ci-dessus.

Art. 3. Le délai pour intenter l'action rédhibitoire sera, non compris le jour fixé pour la livraison, de trente jours pour le cas de fluxion périodique des yeux et d'épilepsie ou mal caduc ; de neuf jours pour tous les autres cas.

Art. 4. Si la livraison de l'animal a été effectuée ou s'il a été conduit dans les délais ci-dessus, hors du lieu du domicile du vendeur, les délais seront augmentés d'un jour par cinq myriamètres de distance du domicile du vendeur au lieu où l'animal se trouve.

Art. 5. Dans tous les cas, l'acheteur, à peine d'être non recevable, sera tenu de provoquer, dans les délais de l'art. 3, la nomination d'experts chargés de dresser procès-verbal ; la requête sera présentée au juge de paix du lieu où se trouvera l'animal. — Ce juge nommera immédiatement, suivant l'exigence des cas, un ou trois experts, qui devront opérer dans le plus bref délai.

Art. 6. La demande sera dispensée du préliminaire de conciliation, et l'affaire instruite et jugée comme matière sommaire.

Art. 7. Si, pendant la durée des délais fixés par l'art. 3, l'animal vient à périr, le vendeur ne sera pas tenu de la garantie, à moins que l'acheteur ne prouve que la perte de l'animal provient de l'une des maladies spécifiées dans l'art. 1er.

Art. 8. Le vendeur sera dispensé de la garantie résultant de la morve et du farcin pour le cheval, l'âne et le mulet, et de la clavelée pour l'espèce ovine, s'il prouve que l'animal, depuis la livraison, a été mis en contact avec des animaux atteints de ces maladies.

JURISPRUDENCE.

I. En principe les vices rédhibitoires d'une portion font rescinder pour le tout la vente d'une même espèce de marchandises.

II. Ainsi au cas de vente de deux chevaux d'attelage, le vice rédhibitoire dont est atteint l'un des chevaux, suffit pour faire prononcer la résiliation de la vente même à l'égard de l'autre.

III. Suivent quelques autres décisions particulières aux vices rédhibitoires des animaux.

IV. La maladie ancienne de poitrine ou vieille courbature est un vice rédhibitoire, encore bien que l'animal ne soit pas mort dans les douze jours de la vente.

V. Lorsqu'en vendant un cheval, le vendeur a garanti toute espèce de boiterie, l'acquéreur est fondé à demander la nullité de la vente pour une boiterie déclarée sans cause apparente, bien que la loi ne classe au rang des vices rédhibitoires que la boiterie intermittente pour cause de vieux mal.

VI. Bien que, dans le cas prévu par la disposition finale de l'art. 1er de la loi du 20 mai 1838, il n'y ait lieu à rédhibition de tout un troupeau vendu, qu'autant que la perte s'élève au quinzième des animaux, cela n'empêche pas que la rédhibition ne doive être prononcée quant aux bêtes qui se trouvent atteintes du vice, lorsque la perte ne va pas au quinzième (*Duvergier*).

VII. Aucun vice rédhibitoire, même la ladrerie, n'est admis pour les porcs.

VIII. L'existence, sur les bestiaux vendus, de maladies contagieuses non comprises parmi les vices rédhibitoires énumérés par la loi, n'ouvre pas à l'acheteur une action en dommages-intérêts contre le vendeur, lorsque d'ailleurs celui-ci n'a employé aucunes manœuvres frauduleuses pour tromper l'acheteur.

IX. Toutefois, les anciens réglements et ordonnances qui déclarent les marchands forains tenant les marchés de Poissy et de Sceaux, responsables envers les bouchers de Paris de la mort des bœufs par eux vendus, arrivée dans les neuf jours de la vente, pour toutes sortes de maladies, sont encore en vigueur; ils n'ont pas été abrogés par la loi du 20 mai 1838.

X. L'action rédhibitoire, dans le cas où elle n'est pas limitée par l'usage à un certain délai, n'est admissible de la part de l'acheteur, qu'autant qu'il prouve que le vice de la chose vendue existait au moment de la vente. Dans ce cas, la présomption de la bonne qualité de la chose vendue, lors de vente, est en faveur du vendeur, jusqu'à preuve contraire par l'acquéreur.

XI. Il en est autrement s'il s'agit d'un vice rédhibitoire à l'égard duquel la loi ou l'usage a fixé un délai pour l'exercice de l'action : la présomption de l'existence du vice lors de la vente, est dans ce cas en faveur de l'acheteur.

XII. Jugé au contraire que l'acheteur doit toujours prouver que le vice dont il se plaint existait au moment de la vente.

XIII. Le tribunal saisi d'une action en résiliation d'une vente d'animaux à raison d'un vice rédhibitoire, ne peut prononcer la résiliation sans constater l'existence du vice rédhibitoire, et en se fondant d'une manière générale sur ce que l'animal aurait des vices cachés qui le rendent impropre à l'usage auquel il est destiné, et sur ce que, pour cacher ces vices, le vendeur aurait eu recours à des manœuvres frauduleuses, sans spécifier d'ailleurs en quoi consistent ces manœuvres.

XIV. Les délais pour intenter l'action rédhibitoire en matière de vente d'animaux domestiques, sont aujourd'hui fixés d'une manière uniforme par l'art. 3 de la loi du 20 mai 1838 (V. ci-dessus). La plupart des solutions qui vont suivre n'ont donc conservé de l'intérêt que pour les ventes d'une autre nature.

XV. Le délai de l'action commence à courir du jour de la vente, et non pas seulement du jour de la délivrance, à moins que l'usage n'ait fixé le point de départ au jour de la tradition.

XVI. La prescription établie pour l'action en garantie des vices rédhibitoires, ne s'applique qu'aux vices rédhibitoires par leur nature, et non pas aux vices rédhibitoires par la simple convention des parties.

XVII. Jugé en ce sens, que l'obligation d'intenter, dans un bref délai, suivant l'usage des lieux, l'action en résiliation de la vente pour vices rédhibitoires, cesse d'être applicable au cas où, lors de la vente, le vendeur s'est soumis expressément à cette action par une convention particulière.

XVIII. Sous la loi du 20 mai 1838 (art. 3 et 5), il ne suffit pas que l'acquéreur ait fait constater le vice rédhibitoire par des gens de l'art avant l'expiration du délai fixé ; il faut que l'action elle-même ait été intentée avant ce délai.

XIX. L'action récursoire du premier acheteur, assigné par un second acheteur, doit, à peine de déchéance, être intentée contre le premier vendeur, dans le délai fixé par l'usage des lieux pour la durée de l'action rédhibitoire; il ne suffirait pas qu'avant l'expiration de ce délai, le vice rédhibitoire eût été constaté par un procès-verbal.

XX. Le jugement qui déclare qu'une action rédhibitoire n'est pas recevable, en ce qu'elle a été formée tardivement, doit faire connaître l'usage suivi à cet égard dans le lieu de la vente.

XXI. L'acheteur qui n'a pas intenté dans le délai légal l'action pour vices rédhibitoires, est déchu même du droit de former contre le vendeur une demande en dommages-intérêts pour réparation du préjudice que l'existence de ces vices lui a causé.

XXII. Jugé cependant qu'en ce cas, l'acheteur n'en a pas moins le droit d'intervenir comme partie civile devant le tribunal correctionnel sur la poursuite exercée par le ministère public, et d'y réclamer des dommages-intérêts.

XXIII. Les art. 3 et 5 de la loi du 20 mai 1838, ne s'opposent pas à ce que, dans le cas ou une première expertise est annulée pour vices de forme, les juges en ordonnent une nouvelle, bien que les délais fixés par ces articles se trouvent alors écoulés.

XXIV. Les experts nommés afin de constatation des vices rédhibitoires dans les ventes d'animaux, doivent, à peine de nullité, prêter serment.

XXV. Il en est de même des artistes vétérinaires nommés par experts, par le président du tribunal de commerce, en vertu de l'ordonnance de police du 26 mars 1830, à l'effet de constater les causes de la mort naturelle des bestiaux achetés par les bouchers de Paris aux marchés de Sceaux et de Poissy, et décédés dans les neuf jours de l'achat. Le tribunal de la Seine s'est prononcé en sens contraire.

XXVI. L'augmentation du délai de l'action rédhibitoire, à raison de la distance, doit être calculée d'après la distance entre le domicile du vendeur et le lieu où l'animal se trouve au moment de l'action, et non d'après la distance entre ce domicile et le lieu où l'animal a été conduit immédiatement après la vente.

POIDS ET MESURES.

—

Nous croyons utile de donner un tableau comparatif des mesures anciennes et nouvelles, d'après les usages de la pharmacie.

Une livre.............	vaut 16 onces....	ou 500 grammes.	
Une demi livre.....	— 8 —	ou 250	—
Une once	— 8 gros.....	ou 32	—
Une demi once.....	— 4 —	ou 16	—
Un gros ou drachme	— 72 grains....	ou 4	—
Un demi gros.......	— 36 —	ou 2	—
Un scrupule........	— 25 —	ou 1 gr. 30 centigr.	
Un grain 72ᵐᵉ partie du gros..............		0 — 5 —	
Une pinte..........	vaut 2 chopines ou un litre environ.		
Une chopine ou setier	— 2 1/2 setiers ou un 1/2 litre environ.		
demi setier......	— 2 poissons ou un 1/4 de litre environ.		

CHAPITRE VII

MÉTHODE GUENON

POUR APPRENDRE A CONNAITRE LES BONNES VACHES LAITIÈRES

I

A quels signes reconnaissait-on autrefois les bonnes vaches laitières ?

Le lait étant, sans contredit, un des plus importants de tous les produits agricoles, a dû fixer de bonne heure l'attention des agronomes. Ils ont dû rechercher les moyens de production les plus avantageux, les aliments les plus favorables à la qualité et la quantité du lait, et finalement remarquer dans les vaches bonnes laitières les signes qui pouvaient les distinguer des autres.

C'est ainsi que l'on a répété de siècle en siècle, avec les agronomes de l'antiquité, ce signalement de la bonne laitière :

Peau souple, mince et détachée des tissus sous-jacents; poil fin, rare, lisse, luisant; tête petite, fine, avec un mufle bien développé; les naseaux ouverts, les paupières minces, souples et mobiles, ornées de longs cils; les cornes minces et luisantes; fanon nul, côtes arrondies, poitrine vaste, épaules obliques, corps allongé, reins et croupe larges. Le pis doit avoir la peau mince, souple, recouverte d'un duvet rare et fin et être volumineux. Les trayons sont volumineux et bien espacés. La couleur de l'épiderme du pis doit être d'un jaune approchant de la couleur du beurre.

II

Ce qu'est venue ajouter à cette somme de connaissances la méthode Guenon.

Guenon, un simple cultivateur qui avait d'abord étudié l'arboriculture, la profession de son père, eut un jour une idée lumineuse; il se dit, en songeant à ses premières études : Dans le règne végétal, il existe des signes, d'après lesquels on peut dire d'avance qu'elles seront la qualité du fruit, sa forme, l'époque de sa maturité, etc. Pourquoi n'en serait-il pas de même dans le règne animal?

Il se mit à l'œuvre; c'était en 1814, vous voyez qu'il y a déjà longtemps, il avait alors quatorze ans; et c'est à un âge si tendre qu'il osait, lui simple enfant des champs, dérober à la nature un de ses plus merveilleux secrets.

Nous ne ferons pas ici l'historique des premières expériences de Guenon, nous renvoyons, pour cela, le lecteur au chapitre qu'il a écrit lui-même sur ce sujet. Nous devons nous contenter d'expliquer le plus succinctement possible en quoi consiste sa méthode.

Elle repose sur deux signes distinctifs qui sont l'*écusson* et l'*épi.*

L'écusson est cette partie de l'animal qui part du mi

lieu des quatre trayons, s'étend en dedans, un peu au-dessus des jarrets, puis sur les cuisses, monte sur le pis et se prolonge jusqu'à la queue, ou si l'on aime mieux jusqu'au-dessus de la vulve. Le poil qui le recouvre n'a pas la même nuance que celui du reste du corps. C'est de son étendue que dépend la qualité lactifère de la vache; quand il est grand elle donne beaucoup de lait; s'il est petit, c'est le contraire qui a lieu. Sa forme est à peu près celle d'une grosse bouteille en terre, à cou long et gros, comme on peut voir dans le dessin 1, que nous donnons ici, et qui représente l'écusson des meilleures laitières, de celles de la classe ayant reçu de Guenon le nom de *flandrines*. Plus l'écusson s'éloigne de cette forme, pour prendre celle d'une bouteille à cou plus étroit, plus allongé et plus arrondi, plus la capacité lactifère diminue. C'est d'après cette modification dans la forme que Guenon a établi six ordres dans chaque classe. Le lecteur peut juger de cette diminution de surface et de cette différence de forme dans les dessins représentant les six ordres de la classe flandrine et la bâtarde. On doit donc en conclure que plus l'écusson est grand et formé de poils fins, plus le produit est abondant, surtout si la peau en est jaunâtre et s'il s'en détache des pellicules grasses et onctueuses. Quand la peau de l'écusson est lisse et blanche et que le poil est long et clair-semé, cela dénote un lait maigre; si le poil est au contraire court et épais, c'est signe que le lait est bon et butireux.

PREMIÈRE CLASSE. — FLANDRINES.

Premier ordre. — Donnant le lait à 8 mois.

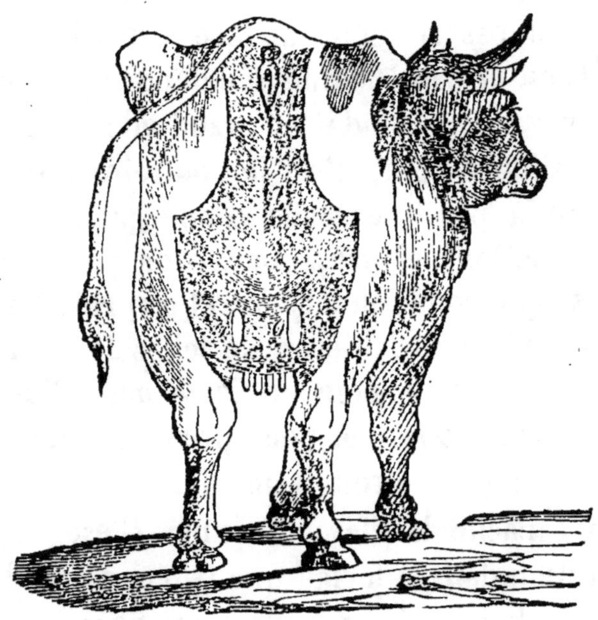

Deuxième ordre. — 7 mois.   Troisième ordre. — 6 mois.

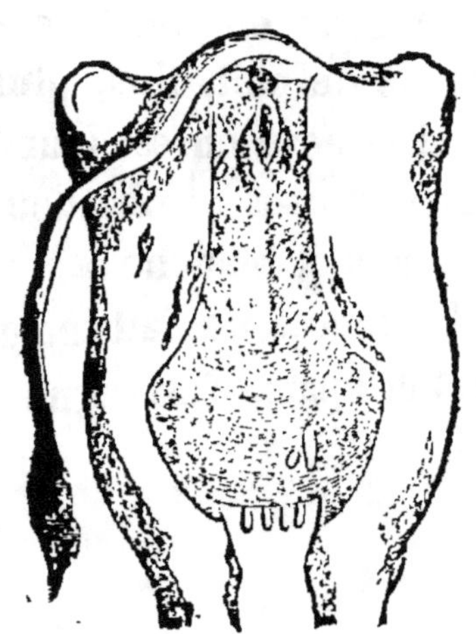
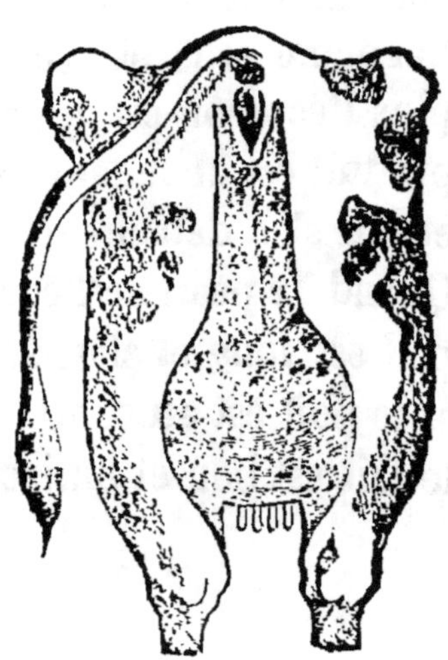

Quatrième ordre. — 5 mois.

Cinquième ordre. — 4 mois.

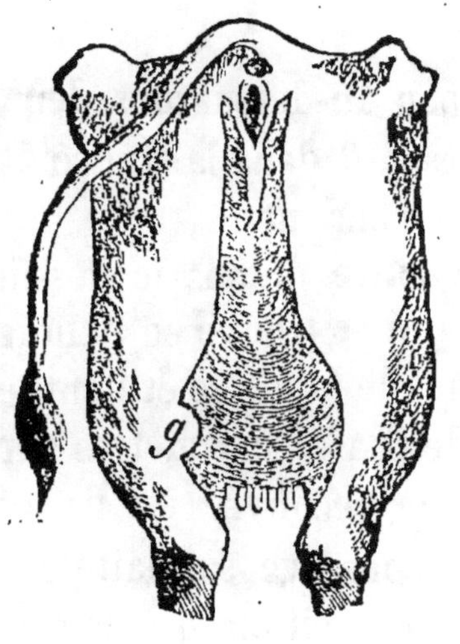

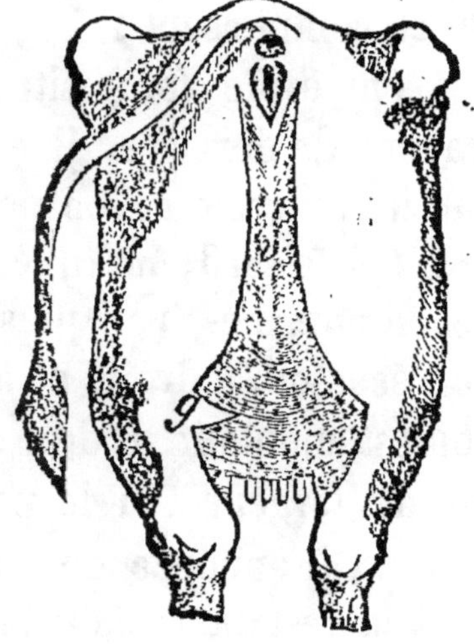

Sixième ordre. — 3 mois.

Bâtarde. — Selon son ordre.

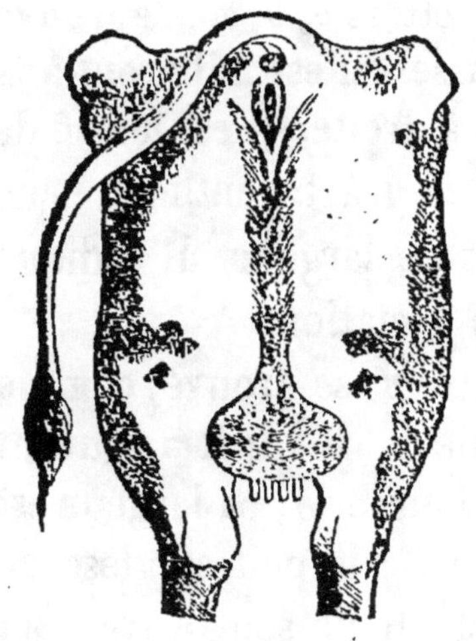

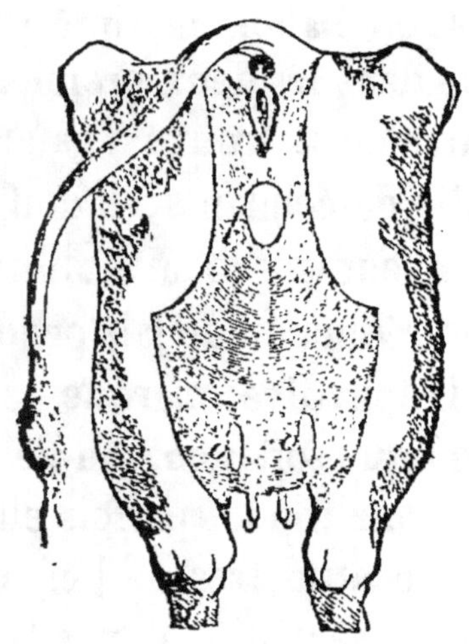

Il ne suffit pas d'observer l'étendue et la forme de l'écusson, il faut encore tenir compte des différents épis qui s'y rencontrent. Ces épis sont de deux espèces ; à poils montants et à poils descendants, et ils se présentent sous différentes formes mais surtout sous la forme ovale. On en compte sept :

L'épi ovale (*o,o*) situé un peu au-dessus des deux trayons de derrière. Il est représenté dans la figure 1, par les lettres *o,o*, son poil est descendant.

L'épi fessard, marqué par la lettre *f* dans le dessin des limousines (voir plus loin), qui se trouve en dehors de l'écusson, à droite et à gauche de la vulve et dont le poil est montant. Il doit avoir de 5 à 7 centimètres sur un de largeur. Si le poil qui le recouvre est fin et soyeux, il annonce que la vache conserve son lait pendant la gestation ; dans le cas contraire il marque la disparition pendant cette période. Ces épis se rencontrent dans toutes les autres classes, excepté dans la flandrine.

L'épi babin, marqué par les lettres *b, b*, ne se trouve que dans les deux premières classes, il est adhérent à la vulve et se trouve à gauche ou à droite, il est formé de poils descendants ; il doit avoir de 4 à 5 centimètres de longueur sur 5 à 6 millimètres de largeur. Il indique une réduction de lait pendant la gestation.

L'épi vulvé, marqué de la lettre *v*, se trouve, comme l'indique son nom, au-dessous de la vulve ; il a souvent la forme ronde, parfois elle est fourchue ; sa largeur est de 3 centimètres, sa longueur de 3 ; le poil est descendant et se distingue par la blancheur de son lustre. Cet épi ne se trouve que dans la première classe.

L'épi bâtard, marqué de la lettre *t*, se trouve sur l'écusson à 20 centimètres environ de la vulve ; il a la forme d'un œuf, sa longueur est de 10 centimètres, sa largeur de 5 à 8. Le poil est descendant et il est plus blanc que celui de l'écusson. Cet épi, comme le précédent, ne se rencontre que dans la classe flandrine ; il dénote une diminution de lait dès les premiers jours de la gestation. Plus il est petit, étroit et couvert de poil fin, plus la réduction est petite.

L'épi cuissard, marqué par la lettre *g*, comme l'indique son nom, est placé au bas des cuisses de la vache ; son poil descendant forme un angle rentrant sur l'écusson à droite ou à gauche ; le poil est plus blanc que celui de l'écusson ; il se rencontre dans toutes les classes et il annonce une diminution de lait d'autant plus grande qu'il a plus d'étendue.

L'épi jonctif, marqué par la lettre *j*, a la forme d'une flèche, il est adhérent à la vulve et se confond avec la ligne verticale que forme la jonction des fesses ; près de la vulve sa largeur est de 2 centimètres et sa longueur de 8 à 10. On ne le remarque que sur les vaches dont l'écusson ne s'étend pas jusqu'à la vulve. Il annonce une lactation abondante et de longue durée.

Afin de mieux éclairer le lecteur, complétons par le dessin les définitions que nous venons de donner, et faisons passer sous ses yeux des figures des sept épis.

1. Épi ovale 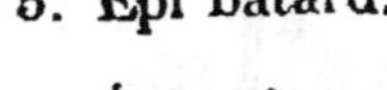

2. Épi fessard. 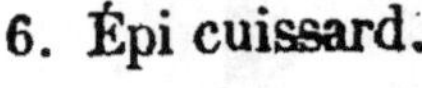

3. Épi babin. 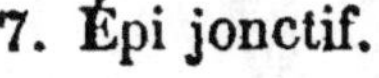

4. Épi vulvé.

5. Épi bâtard. 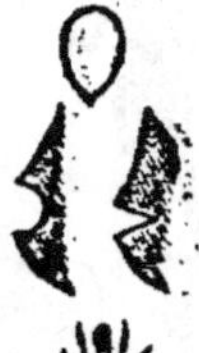

6. Épi cuissard.

7. Épi jonctif. 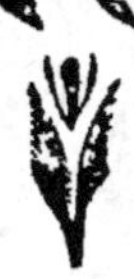

NEUVIÈME CLASSE. — LIMOUSINES

Premier ordre. — 8 mois.

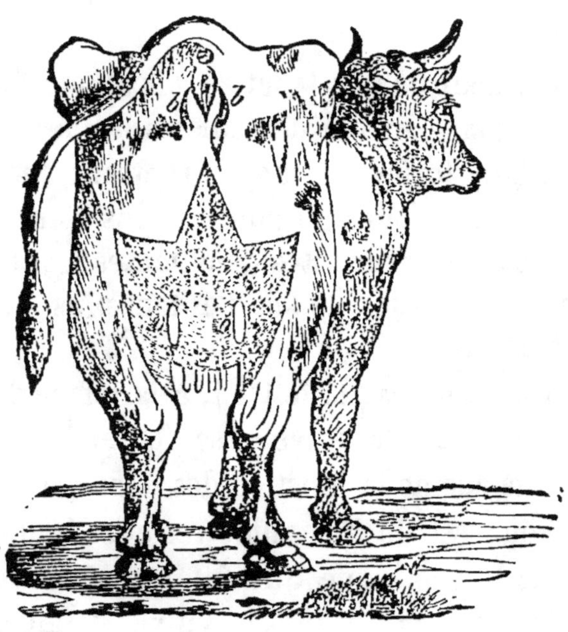

Deuxième ordre. —7 mois. Troisième ordre. — 6 mois.

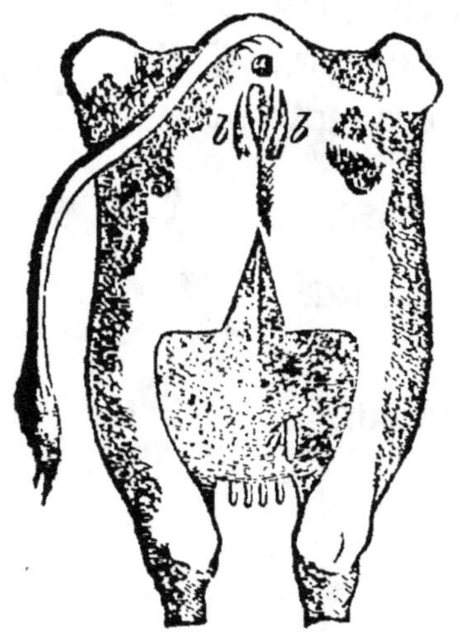
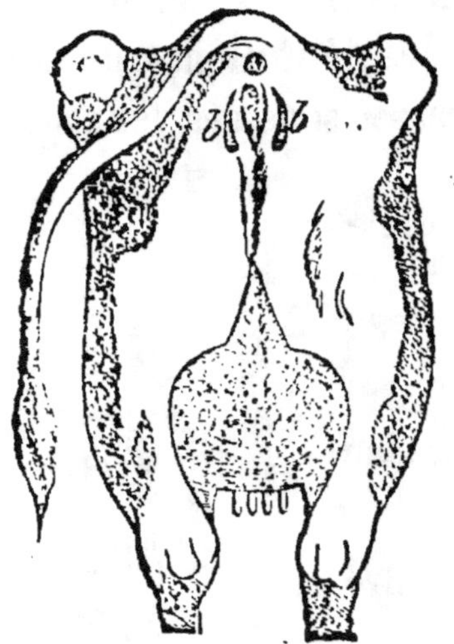

Quatrième ordre. — 5 mois.   Cinquième ordre. — 4 mois.

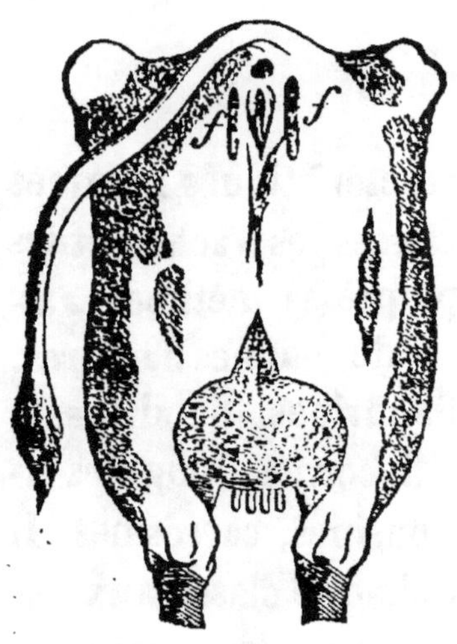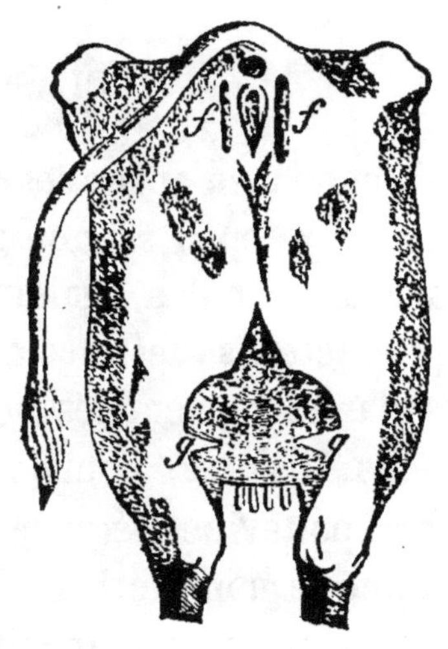

Sixième ordre. — 3 mois.   Bâtarde. — Selon son ordre.

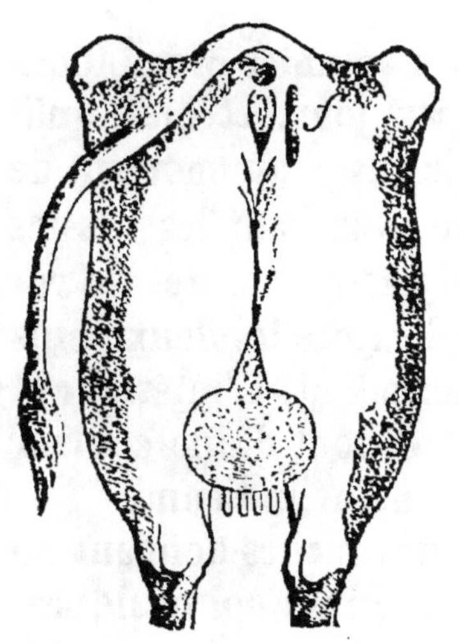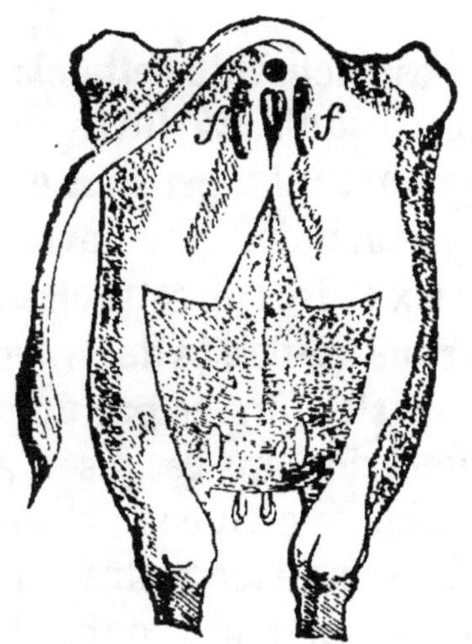

La position de la plupart de ces épis est suffisamment indiquée dans les sept dessins précédents, qui représentent les six ordres de la neuvième classe, limousines, et dans l'exception que Guenon appelle bâtarde.

III

CLASSIFICATION

Guenon a, d'après ces signes caractéristiques nommés écussons et épis, rangé dans 10 classes les vaches et les taureaux, car il a également appliqué sa méthode aux reproducteurs destinés à procréer de bonnes laitières. Ces classes portent les noms de flandrines, flandrines à gauche, lisières, courbes-lignes, bicornes, doubles-lisières, poitevines, équerrines, limousines, carrésines. Il a donné le nom de bâtardes dans chaque classe aux vaches qui perdent leur lait au moment de la gestation.

FLANDRINES

Les vaches de cette classe et du premier ordre, donnent jusqu'à 24 litres de lait par jour, et bien qu'il diminue, elles peuvent en fournir jusqu'au moment de la parturition. Nous avons donné plus haut les dessins des six ordres de cette classe, ainsi que la bâtarde. On remarque au-dessus des trayons de derrière les deux petits épis ovales formés par du poil descendant. L'intérieur et le fond des cuisses, jusqu'à la vulve, sont d'une couleur nankin, que Guenon a nommée couleur indienne.

Le deuxième ordre comprend des vaches donnant 20 litres de lait par jour; elles n'ont qu'un épi ovale au-dessous des trayons, ayant 6 centimètres de long sur 3 de largeur et l'épi babin à droite ou à gauche de la vulve, et par fois des deux côtés.

Le troisième possède des vaches donnant 16 litres et le gardant jusqu'à six mois de la gestation. L'écusson

est plus étroit, et il porte un épi vulvé, de 2 à 3 centimètres, aussi long que large.

Quatrième ordre, 12 litres, jusqu'à cinq mois de
gestation ; épi vulvé et épi cuissard, pas d'épi ovale.

Cinquième ordre, 9 litres jusqu'à quatre mois, écusson plus resserré, épi vulvé et épi cuissard, absence
d'épi ovale.

Sixième ordre, 6 litres, jusqu'à trois mois; épi vulvé
très-grand, deux épis cuissards.

Bâtardes. On les reconnaît à l'épi bâtard. Plus il est
grand, plus le lait se perd promptement au moment de
la gestation.

FLANDRINES A GAUCHE

Guenon nomme ainsi la classe qui porte le haut de
l'écusson à gauche de la vulve. Elle présente dans ses
six ordres les mêmes caractères que les précédentes. La
bâtarde de cette classe a un épi fessard à droite ; selon
que cet épi est plus ou moins grand, la perte du lait est
plus ou moins sensible.

LISIÈRES

On nomme ainsi les vaches dont le haut de l'écusson
se termine par une ligue de poil montant en forme de
lisière jusqu'à la vulve.

Premier ordre, 24 litres de lait, jusqu'à huit mois,
deux épis ovales formés de poils descendants, la couleur de l'écusson est jaune.

Deuxième, 20 litres, jusqu'à sept mois, écusson plus
allongé, un épi fessard à gauche ayant 4 centimètres de
long et 1 de large, un seul épi ovale à gauche.

Troisième, 16 litres, jusqu'à six mois, écusson terminé en pointe, deux épis fessards, à poils montants de chaque côtés de la vulve, celui de droite plus court que celui de gauche.

Quatrième, 12 litres, cinq mois, écusson plus étroit, deux épis fessards plus grands.

Cinquième, 9 litres, quatre mois, épis fessards plus longs et plus larges.

Sixième, 6 litres, à trois mois perdant le lait; écusson très-restreint, épis fessards plus longs et plus larges.

Bâtardes. Deux épis fessards longs de 10 à 12 centimètres, larges de 4 à 6.

COURBES-LIGNES

Cette classe a été nommée ainsi parce que les deux lignes qui dessinent le haut de l'écusson forment une courbe distante de 5 à 6 centimètres de la vulve. Le haut de cet écusson ressemble à un cœur.

Premier ordre, 24 litres, jusqu'à huit mois, couleur indienne à l'écusson, deux épis ovales à poils descendants, épis fessards.

Deuxième, 20 litres, sept mois, écusson moins développé, un épi ovale, un épi fessard à gauche.

Troisième, 16 litres, six mois, écusson plus étroit, deux épis fessards, un épi ovale, les épis fessards ont 2 centimètres de largeur et un décimètre de longueur.

Quatrième, 12 litres, cinq mois; l'épi fessard des deux côtés de la vulve, il est un tiers plus grand que dans l'ordre précédent, deux épis cuissards de 10 centimètres de large sur 15 de long.

Cinquième et sixième, l'écusson s'abaisse de plus en plus et les épis fessards et cuissards sont plus longs et plus larges.

Bâtardes. Elles se reconnaissent à la largeur des deux épis fessards, qui se terminent en pointe.

BICORNES

Dans cette classe l'écusson se termine dans le haut par une bifurcation. La corne de gauche doit être plus longue que celle de droite. Le premier ordre donne 20 litres jusqu'à sept mois. On retrouve dans chaque ordre les mêmes caractères qui marquent la diminution dans le rendement chez les autres classes. Il en est de même de toutes les autres classes, dont nous nous contenterons de donner la définition.

DOUBLES-LISIÈRES

Les vaches de cette classe présentent un écusson qui part des quatre trayons et monte jusqu'à la vulve; il a à peu près la forme de celui de la troisième classe, et il n'en diffère que parce qu'il est bordé de chaque côté par une double ligne de poils montant, large de 2 centimètres. Dans les bâtardes de cette classe les deux épis fessards se confondent avec les deux lisières.

POITEVINES

Guenon a donné ce nom aux vaches de la sep'ième classe, parce que la forme de leur écusson est celui d'une dame-jeanne ou pot de vin.

ÉQUERRINES

L'écusson des vaches de cette classe se termine en équerre; de là leur nom. L'extrémité de l'équerre est à gauche de la vulve. Dans les bâtardes l'épi fessard à droite est d'un poil hérissé, ainsi que le haut de l'équerre.

14

LIMOUSINES

L'écusson des vaches limousines, au lieu de se terminer en cœur comme dans les courbes-lignes, se termine en pointe comme une flèche. Le premier ordre donne jusqu'à 20 litres de lait et pendant huit mois.

CARRÉSINES

Les vaches dont le haut de l'écusson se termine par une ligne droite et dont la forme a quelque rapport avec un trapèze, ont reçu de Guenon le nom de carrésines. Cette classe a pour le rendement et la durée de la lactation beaucoup de rapport avec la précédente. Les bâtardes ont des épis fessards très-grands.

RÉSUMÉ

1° Écusson grand et fin, non envahi par des épis, indice d'un bonne laitière.

2° Plus l'écusson diminue, plus la capacité lactifère devient moindre.

3° Poil de l'écusson fin, épiderme couleur indienne, signes de bon teint.

4° La présence des épis ovales distingue dans chaque classe le premier ordre, c'est-à-dire celui qui compte des vaches donnant de 20 à 24 litres de lait jusqu'à huit mois.

5° On remarque qu'à mesure que l'épi ovale disparaît et que l'écusson est plus ou moins envahi par les épis fessards et les épis cuissards le rendement diminue.

NOTA

Quand la vache est sur le point de faire son veau, on comprend que l'écusson présente une plus grande étendue et que les épis doivent également s'élargir, par conséquent il ne faut pas choisir ce moment pour expérimenter la méthode Guenon.

TABLE.

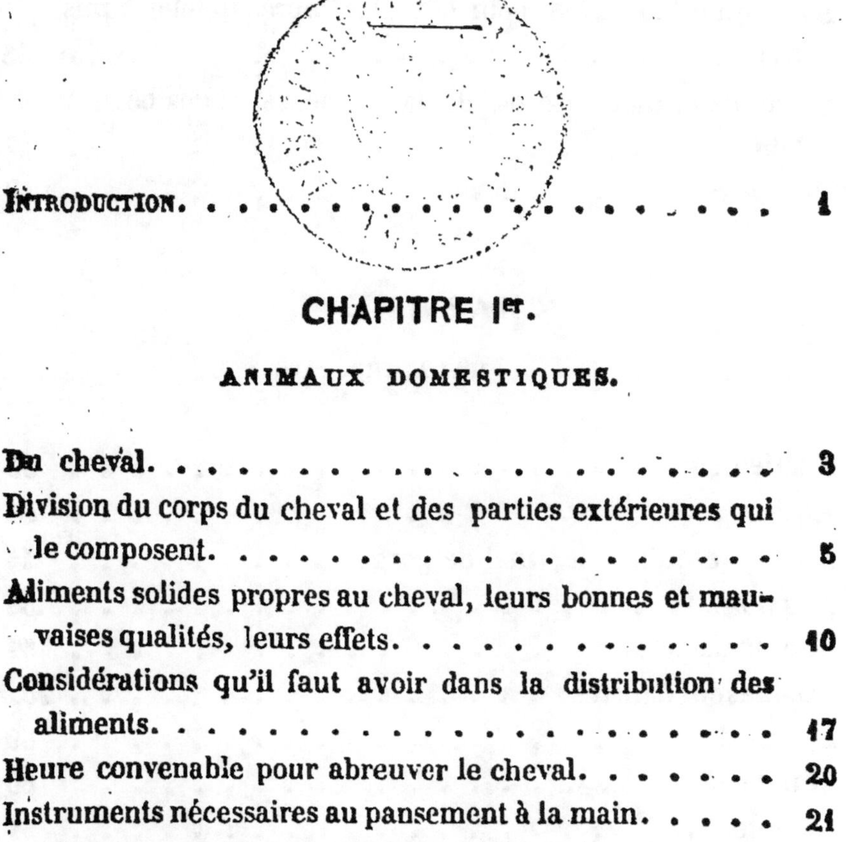

CHAPITRE II.

MALADIES.

CHAPITRE III.

BOTANIQUE USUELLE.

CHAPITRE IV.

CHAPITRE V.

CHAPITRE VI.

CHAPITRE VII.

POISSY. — TYP. ARBIEU, LEJAY ET CIE.